# LEER Y COMPRENDER
## CON LOGOGENIA

# LEER Y COMPRENDER CON LOGOGENIA

Primeras etapas de desarrollo lingüístico de una niña sorda

*Maricela Velasco Martínez*

Editorial Brujas

**Título:** *leer y comprender con Logogenia.*
*Las primeras etapas de desarrollo lingüistico de una nina sorda*
**Autora:** Maricela Velasco Martínez

Velasco Martínez, Maricela
   Leer y comprender con logogenia : Primeras etapas del desarrollo lingüístico de una niña sorda / Maricela Velasco Martínez. - 1a ed . - Córdoba : Brujas, 2017.
   112 p. ; 24 x 17 cm.

   1. Sordera. I. Título.
   CDD 371.912

© De todas las ediciones, Maricela Velasco Martínez
© 2017 Editorial Brujas
1° Edición.
Impreso en Argentina

Queda hecho el depósito que marca la ley 11.723.
Ninguna parte de esta publicación, incluido el diseño de tapa, puede ser reproducida, almacenada o transmitida por ningún medio, ya sea electrónico, químico, mecánico, óptico, de grabación o por fotocopia sin autorización previa.

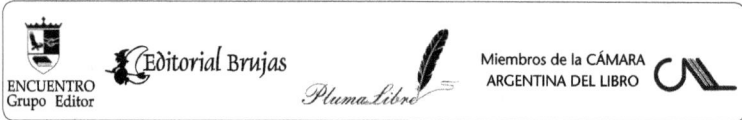

www.editorialbrujas.com.ar  publicaciones@editorialbrujas.com.ar
Tel/fax: (0351) 4606044 / 4691616- Pasaje España 1486 Córdoba–Argentina.

## ÍNDICE

Agradecimientos . . . . . . . . . . . . . . . . . . . . .  7

Introducción . . . . . . . . . . . . . . . . . . . . . . . .  9

La Logogenia . . . . . . . . . . . . . . . . . . . . . . 11

El caso de Daniela . . . . . . . . . . . . . . . . . . 23

Las conclusiones . . . . . . . . . . . . . . . . . . . 93

Bibliografía . . . . . . . . . . . . . . . . . . . . . . . . 99

Anexos . . . . . . . . . . . . . . . . . . . . . . . . . . 105

A: Bruna Radelli †;
a Felipe, mi marido y a mis hijos: Felipe y Maricela.

Mi agradecimiento a:
Patricia Salas y a la familia Ramírez T.,
porque su generosa colaboración
hizo posible este trabajo.

# INTRODUCCIÓN

En este libro[1] presento el análisis de los dos primeros años de desarrollo lingüístico de Daniela, una niña sorda prelingüística que recibió, de manera sistemática y continua, estimulación del lenguaje mediante el método *Logogenia*. Dicho análisis muestra el proceso desde el comienzo, es decir, desde que, a sus ocho años de edad, Daniela solo reconocía 60 palabras escritas y podía escribir veinte de ellas correctamente, hasta el estado en que se encuentra su competencia lingüística en español escrito después de dos años de trabajar con el método de Logogenia. Los datos revelados en esta investigación muestran, de modo convincente, la efectividad de la Logogenia como medio para estimular el área del lenguaje en la mente de los niños sordos prelingüísticos, para que puedan desarrollar naturalmente la lengua de su comunidad oyente.

En 1965, Noam Chomsky asume la existencia de una facultad biológica que permite a los seres humanos adquirir una lengua. Al transcurrir los años, su propuesta teórica generativista –que reformulaba ideas de científicos anteriores a Chomsky tales como Descartes, Humboldt y Leibniz– posee total vigencia en la actualidad. Para los teóricos que se adscriben a la hipótesis innatista del lenguaje, nacemos con una capacidad innata e incluso inconsciente para desarrollar una lengua y ésta evoluciona en el individuo mediante el contacto con otros seres que la hablen. Esta idea central de la Gramática Generativa ha sido el pilar sobre el cual la doctora Bruna Radelli[2] desarrolla el método *Logogenia*.

Mediante la logogenia procuramos acercar, de manera artificial, a los niños sordos al español para que puedan adquirir, de la forma más natural posible, el instrumento cultural más importante del ser humano: el lenguaje.

---

[1] Se trata de la versión acotada de la tesis *La logogenia y el proceso de adquisición del español por un niño sordo. Un estudio de caso*, presentada para obtener el título de licenciatura de la autora.

[2] Bruna Radelli, lingüista italiana, nació en 1934. Investigadora en el Instituto Nacional de Antropología e Historia (INAH) y creadora del método de la Logogenia.

## Maricela Velazco Martínez

Sólo uno de cada diez niños sordos que nace en México[3] lo hace en el seno de una familia de padres sordos, lo que le permite hablar con las manos como lo hace su familia sorda; este niño no tiene ningún problema para adquirir la lengua de signos como lengua materna, así que él o ella podrá platicar con su familia y vivir una vida plena. Los otros nueve niños sordos no tienen esa ventaja porque nacen en una familia que puede oír y hablar español, náhuatl, purépecha o cualquier otro idioma de nuestro país. Los padres de estos niños no pueden conversar con sus hijos simplemente porque los niños no saben el idioma, y lo desconocen porque no lo pueden escuchar. Son niños que por nacer sordos carecen de una experiencia auditiva que los lleve a saber una lengua natural, además de que corren el riesgo de una deficiencia permanente en el dominio del lenguaje que les permita incorporarse a la cultura de su sociedad. Con este problema se enfrentan a diario los padres y los maestros de estos niños; conviven con ellos y saben que son inteligentes, pero no entienden cuál es el problema, ¿por qué no aprenden a leer?, ¿por qué no pueden escribir una oración que se entienda?

Bruna Radelli (1996) afirmó que "los niños sordos no saben español"[4] y esto fue el punto de partida para diseñar el método Logogenia.

---

[3] Sordos en México:
http://www3.inegi.org.mx/sistemas/TabuladosBasicos/Default.aspx?c=27303&s=est. Consultado: 28/03/2016.
[4] Radelli, Bruna. 1996. "la Logogenia" Conferencia dictada en el Instituto Nacional de la Comunicación Humana. México.

## LA LOGOGENIA

> *Ordenar las palabras, una vez han sido seleccionadas, se hace tan inconsciente y automáticamente que no percibimos los mecanismos que intervienen o incluso que existan tales mecanismos. Si no tuviéramos estos mecanismos a nuestra disposición, nuestro alardeado "sistema de comunicación", a pesar de toda la riqueza de su mapa conceptual, no sería mucho más expresivo que los gruñidos y bramidos de las bestias.*
> Bickerton 1994 (1990): 72

La logogenia considera que el ser humano es capaz de adquirir y desarrollar el lenguaje gracias a que "forma parte de la naturaleza misma de los hombres" [Humboldt 1990 (1836): 32], y puede hacerlo por el simple contacto con una lengua natural, pues como el mismo Humboldt reconoce, "el desarrollo de la capacidad lingüística puede producirse con la ayuda de cualquier individuo. No por eso tiene lugar tal desarrollo en menor medida en y desde su interior; pero porque tiene siempre necesidad de la estimulación externa" (ibíd.: 81). Esta idea sintetiza el propósito del método de logogenia pues se parte de la hipótesis de que el sordo, en edad crítica de adquisición del lenguaje, posee la capacidad lingüística que tienen los oyentes pero, al no haber recibido el estímulo externo mediante la audición, no la ha desarrollado. Esto propicia que se requiera de un estímulo alternativo, en una modalidad diferente, para despertar un proceso que se encuentra en el organismo de manera latente. El estímulo es ofrecido por otra persona –no necesariamente un profesional especializado en lenguaje y audición– que sepa su lengua y esté alfabetizado[5], de manera que actúa como la fuente externa que lo incita, mediante la comunicación escrita, a desarrollar de manera casi natural el proceso de adquisición.

Importa destacar que con la logogenia el niño sordo establece una comunicación con el logogenista por medio de la escritura, pero la finalidad del trabajo no es establecer un intercambio comunicativo sino estimular procesos internos de adquisición, tomando en cuenta que "Comunicación no es lo mismo que lenguaje sino (una parte de) lo que éste hace (...). Antes de que el lenguaje pueda utilizarse de forma comunicativa,

---
[5] Además de, obviamente, recibir una formación para trabajar con el método.

debe establecer qué es lo que hay que comunicar" [Bickerton 1994 (1990): 40].

La logogenia busca poner en contacto al niño sordo con su comunidad oyente por medio de la lengua escrita y al hacerlo no solo desarrolla su competencia lingüística, sino que además lo ayuda a ser autosuficiente en la interacción con ella, pues si conoce la modalidad escrita de una lengua hablada podrá valerse por sí mismo y no sentirse excluido entre sus pares.

## NATURALEZA DEL *INPUT*

Para Lenneberg [1982 (1975): 358], los sordos congénitos –que en la terminología profesional se denominan *sordos puros*– con una sordera nerviosa periférica que no afecta otras facultades cognitivas, pueden desarrollar buenas habilidades lingüísticas, aunque aclara que esto no es generalizable para todos los casos, sino que son muy pocos los que logran un dominio perfecto del lenguaje. Las personas sordas congénitas nacen en el silencio total y son incapaces de escuchar aunque elevemos la voz, su desarrollo lingüístico natural no se lleva a cabo porque no escuchan la voz de las demás personas, aunque algunos aprenden a entender algunas palabras que *leen* de nuestros labios y al mismo tiempo intentan leernos las expresiones y gestos que hacemos cuando hablamos, es muy poco o nada lo que comprenden y por tal razón no cuentan con un lenguaje que les permita acceder a la cultura general, así que lo único que conocen es lo que alcanzan a experimentar personalmente o lo que miran en su alrededor inmediato. La falta de pericia en el manejo del lenguaje por parte del sordo no es producto de una incapacidad de aprendizaje, sino que está condicionada por la brevedad de la instrucción y del entrenamiento que reciben. La experiencia que tiene Lenneberg con casos de anartrias[6] congénitas le lleva a afirmar que la competencia lingüística del sordo podría mejorarse si se le diese mucho más material lingüístico presentado gráficamente a una edad temprana. Las dificultades que poseen los sordos al escribir son producto de una carencia aguda de *input* porque no han sido expuestos a suficientes ejemplos durante los años críticos y, aunque puedan tener deficiencias en la ejecución oral del habla, no existe razón para que la capacidad básica de adquirir conocimiento del lenguaje deba verse también afectada. Es lógico que el no tener conocimiento de alguna lengua oral vaya acompañado del deterioro de habilidades orales o

---

[6] Imposibilidad de articular sonidos.

## Leer y comprender con Logogenia

escritas, pero se trata de un problema derivado que podría solucionarse si ellos desarrollan dicho conocimiento a edades tempranas.

Dado que Lenneberg reconoció que "las palabras no pueden estar ligadas a las cosas, sino solamente ser indicadores acústicos de procesos cognitivos –señales de cómo el individuo se enfrenta con la tarea de organizar el input." (ibíd.: 375), Radelli tuvo la acertada idea de cambiar la naturaleza del *input* para acceder al conocimiento lingüístico y tomó como hipótesis que los sordos que desarrollan la lengua de signos también cambian el canal del estímulo para activar la competencia lingüística, pero con la consecuencia de que la competencia adquirida visualmente posee una gramática particular, de naturaleza visual, no compatible con las gramáticas de las lenguas orales. De esta manera la logogenia determina que el *input* sea ofrecido al sordo mediante la modalidad escrita de una lengua natural por constituir en sí misma un sistema autónomo frente a la oralidad. Su naturaleza visual torna accesible la información lingüística necesaria y suficiente para activar la facultad biológica innata. Dado que resulta imposible recrear en la escritura un entorno lingüístico cuantitativamente similar al que recibe el niño oyente, se selecciona el *input* sobre la base de la redundancia del lenguaje y la identificación y extracción de elementos cualitativamente significativos para ser expuestos en un estímulo. Radelli, considera que un niño con audición normal recibe, mediante la voz, una gran masa de información en cantidad y calidad y, a esta información tal y como la percibimos, debe corresponder una cantidad proporcional de rasgos –la de los elementos concretos, distintivos– y sus combinaciones. En el caudal de la voz hay mucha información que se reconoce independientemente del tono, timbre o acento del que habla y cuando un niño se encuentra en proceso de adquisición escucha a muchas personas diferentes sin que esto interfiera en el aprendizaje del idioma. Se pretende que mediante la logogenia la persona que lee una frase entienda la información que trasmite como quien la oye. Por supuesto que inmediatamente salta a la vista una diferencia muy importante entre la exposición a la voz y la exposición a la escritura: la primera comienza inmediatamente después del nacimiento y se traduce en la adquisición del lenguaje en un corto tiempo y solo en unos pocos años, mientras que la escritura comienza en la edad escolar. Sin embargo, se puede hipotetizar que los niños sordos pueden adquirir la lengua en una época posterior a los dos años de edad a través del sistema visual si el área del lenguaje, que es independiente de la sordera, no se encuentra afectado.

## Maricela Velazco Martínez

No es posible estimular la lectura y escritura en los primeros años de vida porque el niño no ha desarrollado aún capacidades cognitivas como la atención y la concentración. Es necesario, entonces, aprovechar al máximo todas las posibles ventajas de la escritura buscando artificios que actúen como catalizadores para la adquisición en condición de desventaja. Una ventaja de la escritura con el método de logogenia es la permanencia y la estabilidad de la señal: una frase está escrita frente a los ojos de manera estable y las veces que se quiera leer, en cambio la frase oída desaparece inmediatamente después de emitirla. Marianna Pool Westgaard (2006)[7], destaca la importancia que tiene que los niños vean a sus familiares leyendo porque entonces sabrán que lo que está escrito tiene información, aprenderán que "en español se lee de izquierda a derecha, (...) que las oraciones consisten en palabras que puede reconocer y que tienen un orden particular dentro de la oración".

A partir de estas observaciones, solo se puede concluir que la adquisición de la lengua por el niño sordo no debe buscarse con los mismos métodos y las técnicas que se enseñan a leer y escribir en casos de audición normal, sino que hace falta un procedimiento *ad hoc* que le permita la comprensión completa de cualquier texto escrito mediante una inmersión en la lengua que sea capaz de compensar la brevedad de la intervención que, de acuerdo con la teoría de Lenneberg [1982 (1975)], está limitada a la pubertad, pues es el tiempo en el que la lateralización cerebral se establece y termina el tiempo para la adquisición de una lengua.

---

[77] Pool, Marianna. 2006 "La logogenia tempranera. ¿Cómo y por qué?" Ponencia presentada en el I Congreso Internacional de Logogenia Museo Nacional de Antropología. México

## EL SIGNIFICADO SINTÁCTICO

*Es posible que sea la sintaxis, más que el significado referencial,
lo que más decisivamente nos separa de otras especies.*
Bickerton 1994 (1990): 83

Para Lenneberg [1985 (1967): 309] el aprendizaje de las palabras y de sus significados es un proceso muy particular en el niño que comienza a hablar, pues en ningún momento, aún desde edades muy tempranas, es caótico, a pesar de que existe "una multitud de relaciones de referencia, solapamiento a distintos niveles de la sinonimia, homonimia, metonimia, o los nombres de particulares en cuanto opuestos a los nombres de generalizaciones, de aspectos, cualidades u objetos a los que el niño que aprende una lengua se encuentra expuesto desde el comienzo" (ibíd.: 316). No hay, pues, en los significados de las palabras indicios sobre el significado de la oración en la que aparece. Cuando se reúnen dos palabras en un mismo enunciado no lo hacen al azar, sino que está surgiendo en ellas una distinción funcional y se forma un paradigma, donde una de las dos palabras tiene más frecuencia de aparición y aparece como lo que Lenneberg llama un *funtor*, –elementos funcionales– mientras que la otra proviene de un grupo de elementos léxicos que poseen diferentes significados. Braine [1963, *apud* Lenneberg 1985 (1967): 329], ha llamado a las palabras funtor los *goznes* de estas oraciones de dos palabras y pareciera que el enunciado gira en torno a ellas.

No es propósito de la logogenia enseñar el idioma a los niños sordos, sino facilitarles los elementos básicos necesarios para activar el proceso de adquisición mediante informaciones sintácticas que son expresadas por aquellos elementos de la lengua que son poco visibles mediante la lectura de labios, pero que poseen una carga significativa crucial para el significado oracional, como por ejemplo las partículas gramaticales, las concordancias –especialmente las no adyacentes– y las importantísimas entonaciones y pausas que, en la lengua escrita, aparecen bajo la forma de signos de puntuación (Radelli 2000: 36).

Radelli destaca el papel que juegan los significados sintácticos en la comprensión y los distingue de aquellos otros significados que se adquieren por medios no sintácticos como la referencia, el contexto, etc. Estos son casi invisibles y parecen lábiles y vacíos y por esa razón son totalmente ignorados por los sordos. Para Radelli (2000: 10) "un escrito leído sin poder disfrutarlo, se convierte de hecho en un collage de hechos sin relación entre sí, de cosas que aparecen y desaparecen misteriosamente, cada trocito con su significado, y cada trocito aislado y unido sólo vagamente al anterior y al siguiente".

Así, mientras que los niños sordos reciben, sea el método que fuere, un importante caudal de informaciones léxicas, los datos sintácticos son escasos, diversos, incompletos y poco relevantes y, por esa razón, se corre el riesgo de que no constituyan el estímulo mínimo y necesario para que se desarrolle la facultad lingüística, o que en algunos casos se desarrolle, pero con lagunas.

Hay significados en la lengua que se pueden adquirir por fuentes diferentes a la propia lengua, como los significados referenciales; estos pueden enseñarse y explicarse incluso aún sin usar la lengua, pues se pueden experimentar, mostrar o enseñar cosas o acontecimientos que suceden en el mundo, fuera de la lengua. Pero otros significados, que no se perciben sino a través de la misma lengua, son informaciones sintácticas que solo se muestran en la propia oración y no en el mundo exterior y estos deben entenderse en el contexto del significado global de las oraciones. Los niños oyentes aprehenden estos significados por el simple hecho de estar inmersos en el flujo lingüístico que perciben mediante la audición; en cambio, el niño sordo, como no percibe naturalmente el lenguaje por vía auditiva, se encuentra imposibilitado de acceder a ellos y, por ende, desconoce su existencia.

Radelli (1993: 133), considera que estos significados sintácticos se producen en el cerebro y por el cerebro pero no a partir de los datos externos sino desde datos que son internos en él, de modo que serían autocreados y el cerebro interpreta estas configuraciones internas y les da un significado, "todos hemos vivido la experiencia de exclamar –¡Entendí! –. No es un entender por así decir de primer nivel. Es –y me remito a la experiencia del lector para que identifique a qué me refiero– un entender de haber entendido, un saber de haber entendido. Me parece que ésta es una evidencia de que el cerebro, en este entender de haber entendido, está dando un significado no a datos externos sino al estado interno que ha logrado como etapa final del proceso de entender datos externos. En otras palabras, el cerebro, aparte de procesar significados elaborando, interiorizando datos externos, también produce significados interpretando un muy específico estado interno".

El significado sintáctico sería, entonces, un caso particular de mecanismo general de producir significado. Al concluir este proceso se crea en el cerebro un referente específico con un significado específico para el cual ya no importa cuál fue el material de construcción; por tanto, los significados sintácticos solo se crean en la lengua y se perciben en la sintaxis. Son parte del patrimonio genético de cada individuo que desarrolla normalmente el sector lingüístico de su cerebro por medio de la adquisición de una lengua. Un ejemplo de significados sintácticos sería:
La oposición *cómo/ cuál* en la sintaxis:
    1) Quiero la tortilla caliente.
La percepción de la ambigüedad solo es pertinente como evidencia de que el componente *caliente* puede tener en este ejemplo dos significados distintos:
    1) a. La quiero caliente (*cómo* quiero la tortilla).
        b. Quiero la caliente (*cuál* tortilla quiero).

Una prueba para demostrar que la oración (1) es ambigua está en mostrar los dos constituyentes por separado:
    1a) [Quiero [la tortilla caliente]]. El objeto directo de esta oración es "la tortilla caliente" y si pronominalizamos el objeto directo quedará "(la tortilla caliente) la quiero".
    1b) [Quiero [la tortilla] caliente]. En este caso el objeto directo sería "la tortilla", de igual manera si procedemos a pronominalizar el objeto directo quedará "(la tortilla) la quiero caliente".

Estos dos significados de la oración ambigua (1) son diferentes y sirven como ejemplo de la oposición *cuál/ cómo* de la que habla Radelli. Está asociada con determinadas estructuras sintácticas en las que la diferencia no está en el significado de la palabra *caliente* ni en el contexto (que está ausente), sino que se encuentra en el sector lingüístico del cerebro de cada uno de los hablantes; se crea en la lengua, pero se distingue en la sintaxis. La diferencia de significado se percibe por contraste.

Maricela Velazco Martínez

## EL INSTRUMENTO DE TRABAJO: LOS PARES MÍNIMOS DE ORACIONES

Radelli llamó Pares Mínimos de Oraciones (PMO) al principal instrumento del trabajo de la Logogenia y refiere al cambio que presenta un elemento dentro de la oración frente a otra estructura similar. El cambio puede ser una sola palabra como en: *Mueve la silla/ Mueve tu silla* o un constituyente como en: *Mueve la cabeza/ Mueve el pie.*

Un par mínimo, que se ofrece como estímulo continuo en el proceso de logogenización, debe escribirse correctamente, puede ser de longitud breve, pero es indispensable que sea completo, porque "la tarea del niño es abstraer los principios que generan las oraciones correctas, pero si se le presentan indiscriminadamente semioraciones (...) ¿cómo puede establecer los principios correctos?" [Lenneberg 1985 (1967): 320]. Según Lenneberg la comprensión de las semioraciones es aparentemente más difícil que la de oraciones propiamente dichas: "Parece que primero aprendemos las reglas y principios que subyacen a las oraciones gramaticalmente correctas, y sólo en virtud de haber adquirido estos podemos empezar a entender las semioraciones (ibíd.)". Con los PMO sucede lo mismo, no se pueden escribir trozos de oraciones sino oraciones completas. Debe haber entre ellas la diferencia de un componente, ya que el contraste entre los dos significados es el meollo del asunto de todo el procedimiento, lo que provoca que los niños sordos procesen en su cerebro la lengua, porque en ese contraste se muestra el significado de cada uno de los elementos de la oración y por ello ese elemento que ponemos en oposición se vuelve fundamental (Radelli 2000: 22).

Durante su investigación, Radelli eligió ocho PMO que consideró que eran el *mínimo, necesario* y *suficiente* para presentarle el español a los niños y que se produjera el fenómeno de la adquisición de la lengua. Son los siguientes: *lexical, orden, forma, sustitución, ambigüedad, puntuación, ausencia/presencia* y *gramatical/agramatical.* Tienen la característica de ser oraciones imperativas -en forma de orden-, cortas, gramaticalmente bien formadas para que cuando el niño la lea y realice lo que se le pide, el logogenista pueda ver si entendió o qué fue lo que no comprendió dentro de esa oración. Los PMO se presentan oración por oración y escritas en tarjetas separadas palabra por palabra:

## Leer y comprender con Logogenia

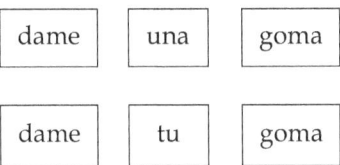

La función de las órdenes es mostrar intencionalmente mediante el contraste, los elementos de la oración que regularmente el niño no conoce porque no tienen un significado propio; estos elementos, que sirven para unir las palabras y adquieren su significado dentro de la misma oración, son: los artículos, las preposiciones, las conjunciones, concordancias, etcétera (Radelli 2000:24).

## LA PRÁCTICA DE LOGOGENIA

El método de logogenia no posee una estructuración fija, es decir, no hay un instructivo minucioso para hacer logogenia en el que se determine qué pares mínimos se deben escribir y en qué orden, sino que el estímulo está sujeto a la creatividad del logogenista, quien debe desarrollar empatía con el niño a través de la interacción.

Las sesiones de trabajo con los niños son individuales y es aconsejable la presencia de algún familiar que continúe con la práctica en su casa. Durante la sesión ninguno de los presentes, incluido el niño, puede hablar ni hacer gestos de ningún tipo pues el objetivo es que no reciba ninguna información fuera de la que se presenta en la escritura. Esto no quiere decir que nunca pueda hacerlo, sino solo cuando está en la sesión de logogenia; en otros momentos de su vida diaria puede usar la lengua oral o la de señas sin que ello implique alguna contradicción con la logogenia.

Al leer la orden el niño debe percibir la absoluta autosuficiencia de la lengua escrita pues la información que lee es la única que el logogenista le dará. Durante el tiempo que dure la sesión el niño lee y ejecuta la orden leída; el logogenista lo elogiará o mostrará la correcta ejecución en caso de que el niño no la haya realizado.

Los PMO deben escribirse "velozmente, repetidamente y variando las secuencias. Con ello se consigue con sorprendente rapidez que el niño se dé cuenta de que la frase tiene un significado fijo y autónomo, independiente de las circunstancias, que no basta entender el significado de las palabras sueltas para entender su significado global" (Radelli 2000: 23).

Lo ideal es que la clase sea diaria, y su duración –que puede variar según la edad y las condiciones del ánimo del niño– se extiende desde quince minutos cuando el niño es pequeño y el tiempo de atención es breve, a una hora aproximadamente, pues importa hacer sentir al niño seguro, cómodo y en un momento agradable. Los niños sordos tienen gran sensibilidad para percibir los sucesos de su entorno –movimiento y gestos de las personas a su alrededor, sombras, vibraciones, etcétera– y serán más abiertos al flujo de datos que reciben si se sienten en un ambiente agradable.

El logogenista debe estar relajado y atento a lo que sucede en la sesión pues se encuentra en una constante actitud evaluativa y debe detectar qué parte de la oración no entiende el niño para trabajarla con los distintos PMO.

No se puede planificar la sesión, solo se puede pensar en un par mínimo con el cual comenzar, aunque luego el rumbo cambie según sea la respuesta, los intereses o necesidades de cada niño. Radelli expresa que "el educador puede sentirse tranquilo pues no hace falta que elija exactamente una u otra estructura, ésta o aquella secuencia de estructuras. Solo está ejercitando una parte del cerebro del niño, de la misma manera que el fisioterapeuta hace ejercitar una articulación o un músculo tras un largo período de inactividad. Si el fisioterapeuta debe hacer que un paciente camine, no tiene ninguna importancia el recorrido que le haga hacer, que lo haga caminar en la cocina o en la portería, basta que lo haga caminar; la pregunta apropiada no es dónde debo hacer andar al paciente porque no debe ir a ningún sitio en particular, sólo debe mover los músculos" (Radelli 1998:40).

Si durante la sesión el niño desconoce alguna palabra con contenido léxico y la señala en la oración –antes de que una tercera persona realice la acción– el logogenista le escribirá *pistas* con distintas características que lo lleven a descubrir el significado que desconoce. Estas pistas se escriben con oraciones no imperativas y le ofrecen al niño un estímulo sintáctico diferente. No se usan términos gramaticales ni ejercicios escolares, porque el objetivo no es enseñar lengua.

## Leer y comprender con Logogenia

En algunas ocasiones los niños se niegan a realizar órdenes que rompan la lógica de la realidad, pero es importante ofrecer este estímulo pues introduce al niño en la comprensión de lo absurdo. Los niños entienden de manera muy rápida que el significado se encuentra en la frase completa y no en las palabras aisladas, comprenden que todos los elementos de la oración están en juego y deben ser considerados.

La inserción en la lengua, con esta modalidad, debe hacerse a partir de segundo o tercer año de primaria y hasta la edad que las personas sordas lo pidan. Algunos logogenistas han tenido la oportunidad de trabajar con adolescentes y adultos con muy buenos resultados; tal vez no consigan adquirir la lengua como los niños, pero no solo les ayuda a interpretar la información que transmiten las oraciones, sino que se ha observado que a los adultos les gratifica darse cuenta de la razón por la cual no las entienden.

Entre la etapa de comprensión y la de producción, en donde los niños comienzan a escribir sus primeras palabras, hay un largo tiempo de asimilación o maduración en el que deben enriquecer su léxico y procesar inconscientemente la información lingüística que han recibido, para poder luego comenzar a producir enunciados. Este tiempo es crucial pero, por ser tan largo, los niños, sus padres y hasta los mismos logogenistas pueden llegar a desistir o comenzar a *enseñar* el español en lugar de continuar con el método, y ello debe evitarse.

No se puede apresurar el proceso porque, al ser un proceso biológico, se desarrolla a su propio tiempo. Para Radelli (2000: 28), "el desarrollo de la facultad lingüística no procede de manera uniforme sino a través de altos y bajos, con tres pasos hacia delante y uno hacia atrás, y cada tanto con un sorprendente salto cualitativo, incluso en lo que respecta a la percepción de la potencialidad de la lengua".

Todos los argumentos expuestos anteriormente permiten al lector de este libro comprender el método con el que trabajé durante dos años en el caso elegido para esta investigación, así como los criterios reconocidos por investigadores de diferentes líneas teóricas para la explicación de las dificultades que poseen los sordos frente a la adquisición de una lengua. A continuación muestro el desarrollo de la investigación.

# EL CASO DE DANIELA

## DESCRIPCIÓN DEL CONTEXTO

Llevé a cabo la investigación con la participación de una niña sorda profunda de ocho años de edad y con el apoyo de su madre, en una escuela en la que asisten niños sordos en el Estado de México, México.

Elegí a Daniela porque cumplía con todas las características para poder aplicar el método de logogenia: a) ser sordo, b) no saber español[8], c) tener entre cinco y doce años de edad[9] y d) contar con total apoyo de sus padres[10], no así los demás niños.

Importa destacar que en esta escuela asisten muchos alumnos sordos de modo que dos de los salones están constituidos solamente por niños con discapacidad auditiva.

Durante el primer año de la investigación el grupo de Daniela estaba formado por diez niños sordos de entre cinco y ocho años de edad que formaban parte de 1° y 2° grado de primaria. Estos asistían a clase acompañados por sus madres pues, por decisión de la maestra, debían estar presentes todos los días en clases siguiendo sus indicaciones, como una manera de aprender la forma en la que deben atender a sus hijos. De modo que, además de sus madres, los niños cuentan con la atención de su maestra de grupo, de la psicóloga y de la especialista de audición y lenguaje, que los atienden en el aula o en forma individual, según lo requieran. En esta escuela, los niños de 1° y 2° de primaria están en el mismo salón de clases. La maestra del grupo no conoce la lengua de señas, así que se dirige a los niños en forma oral o les escribe las indicaciones en el pizarrón.

---

[8] Puede ser hablante de Lengua de Señas Mexicana.
[9] El niño debe tener una maduración en la lectura y escritura y no rebasar el límite del periodo crítico de adquisición de una lengua.
[10] Es muy importante el apoyo de los padres de familia ya que mínimo se requiere trabajar con el niño durante dos años continuos, incluyendo el periodo vacacional.

Respecto a los contenidos relacionados con la adquisición del lenguaje, en la escuela se imparten mediante las siguientes estrategias: articulación, lectura labiofacial, discriminación auditiva, señas convencionales, dactilología, estructuración del lenguaje, etcétera (Mendoza 2003)[11]. La adquisición de la lengua oral se realiza desde el grado escolar de *Intervención temprana* y está a cargo de la maestra de grupo y de la maestra de comunicación que imparte adiestramiento auditivo y lectura labiofacial. La lengua escrita se aprende desde el primer grado de primaria y además la escuela ofrece el servicio de logogenia a los alumnos de grados escolares más avanzados. Daniela, al comenzar esta investigación, había recibido unas cinco sesiones de logogenia previamente.

## DESCRIPCIÓN DEL CASO

## HISTORIA PERSONAL

Daniela nació en 2002 en la Ciudad de México. Vive con su madre y con sus hermanos: Karla, la mayor de los tres, de catorce años de edad, oyente, y Adin, el menor, de seis años de edad, que también tiene sordera profunda congénita como Daniela. Su padre vive en EE.UU. pero está en contacto constante con la familia. Aunque sus padres no son sordos hay antecedentes familiares de sordera. Ingresó a la escuela a los tres años de edad y desde entonces recibe terapia de lenguaje junto con su grupo y, durante el primer año de la investigación, una vez a la semana en un instituto de salud del Estado de México.

A los tres años se le diagnosticó cortipatía bilateral congénita y recibió sus primeros aparatos auditivos; desde entonces los utiliza regularmente. Ha cursado los grados escolares de Intervención temprana, un año de preescolar, el primer grado de primaria en dos ocasiones y cuando se inició esta investigación cursaba el segundo grado de primaria por primera vez.

La fecha de inicio al trabajo con logogenia fue el 6 de septiembre de 2010 (8;1/0;0)[12]. Al comenzar la investigación le apliqué seis evaluaciones de diagnóstico para saber si la niña sabía español ya que, frecuentemente, los

---

[11] Ponencia presentada en el I Congreso Internacional de Logogenia. México.
[12] Desde este momento consideraré por separado la edad cronológica de la niña y el tiempo que tiene en contacto con el español escrito a través de la logogenia, así que, en adelante, señalaré ambas fechas entre paréntesis, por ejemplo: (8;1/1;3) para indicar que la niña tiene 8 años y un 1 mes de edad cronológica y 1 año y 3 meses de estar en contacto con el español escrito con el método logogenia. De esta forma se podrá comparar el desarrollo lingüístico de la niña con el de los niños oyentes.

niños sordos que nacen dentro de una familia oyente no saben la lengua de la familia, saben el significado de algunas palabras y "por ello consiguen interpretar las oraciones para cuya comprensión baste con atenerse a la lógica o a la experiencia y el conocimiento de los hechos del mundo" (Radelli 1998:14); pero ese español no es suficiente para comprender los textos ni escribir correctamente, pues con ese español no se tiene competencia lingüística. Posteriormente tuvo 208 sesiones de logogenia, con una duración aproximada de 30 minutos cada una de ellas, en el periodo transcurrido de septiembre de 2010 a octubre de 2012.

## EVALUACIÓN DIAGNÓSTICA INICIAL

Antes de iniciar la investigación entrevisté a la madre y le expliqué el objetivo del estudio, el funcionamiento del método, las características del trabajo que realizaría con su hija y el tipo de apoyo que requería de parte de la familia. La madre aceptó asistir tres veces a la semana, estar presente y continuar con las sesiones durante las vacaciones y el tiempo que fuera necesario.

Posteriormente apliqué a la familia y a la maestra del grupo un cuestionario con preguntas acerca de la situación lingüística de los niños. También les realicé varias evaluaciones a los compañeros de clase para saber qué elementos del español conocían al empezar la investigación. Dichas evaluaciones las diseñé durante los diez años de experiencia que tengo como logogenista y forman parte del corpus de materiales que utilizo antes de comenzar a trabajar logogenia con cualquier niño sordo; a continuación las describo.

## PRUEBA I

La siguiente prueba consta de cinco páginas con ocho escenas cada una. Arriba de cada ilustración está escrita una oración –en pares mínimos a efecto de contrastar el cambio de un solo elemento en la oración– en forma de orden para que el niño la lea y ejecute lo que se le pide. Las órdenes presentan sintagmas coordinados: *Pinta los dedos y dos uñas*; sintagmas preposicionales: *Tacha la olla con tapa*; o estructuras con adjetivación: *Pinta el avión grande y la nube chica*. A continuación, presento las páginas de la evaluación 1 y los resultados.

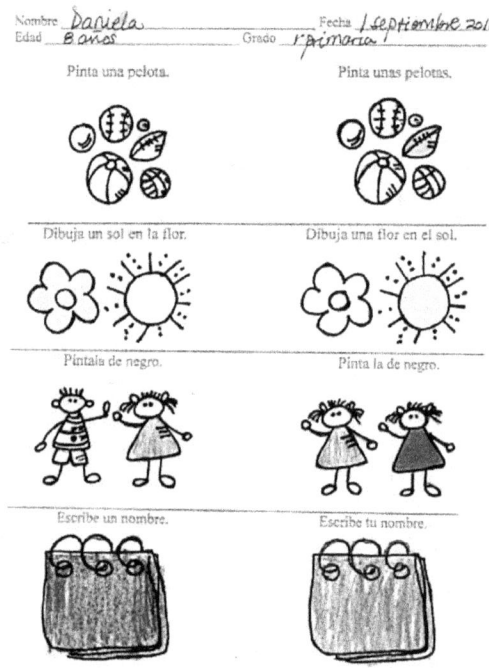

En la página 1a, presentada a continuación, la niña solo respondió correctamente a dos de los ocho estímulos: *Pinta una pelota/ Píntala de negro*. El resultado que pude extraer de esta página fue que Daniela reconocía algunas palabras como los adjetivos *una* y *negro*, y los sustantivos *pelota, sol* y *flor*; lo que no sabía en ese momento era que quizá conocía el pronombre personal enclítico *la* o tal vez el artículo *la*, ya que lo relacionó con la palabra *niña* y coloreó el dibujo de ésta. Al trabajar con logogenia pude determinar que Daniela usaba los artículos *el/la* en concordancia con tres palabras: *El papá/ La mamá/ La niña*. Así que la estrategia que utilizó para contestar correctamente esta orden fue que relacionó el enclítico *la* con el dibujo de la única niña de la escena y, en cambio, cuando la orden escrita tenía el artículo *la*, pero el dibujo tenía dos niñas, no supo qué hacer y dibujó a la niña que no estaba dibujada.

Leer y comprender con Logogenia

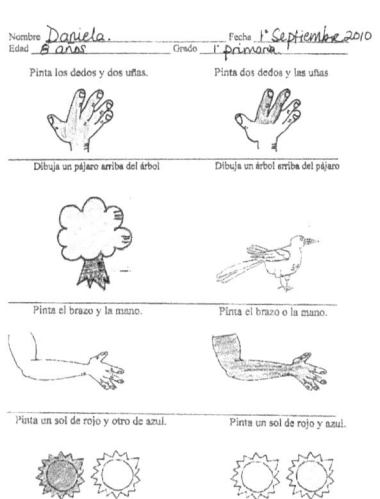

En la página 1b, la niña tuvo un acierto. La oración que respondió correctamente fue *Pinta el brazo y la mano*. Esta página muestra que Daniela conoce las palabras *dedos*, *brazo*, *mano*, *dos*, *sol*, *rojo* y *azul*, pero desconoce otras como *uñas*, *otro*, *arriba*, *abajo* y la conjunción *o* en *Pinta el brazo o la mano*.

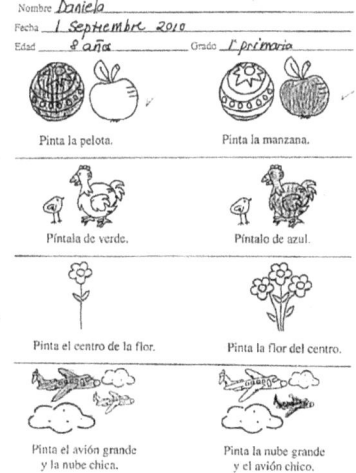

La página 1c tiene dos aciertos: *Pinta la pelota/ Pinta la manzana* y, además del vocabulario que contienen estas dos oraciones, la niña reconoce en esta evaluación las palabras: *verde*, *azul*, *avión*, *grande* y *chico*. Esta tercera página me sirvió también para confirmar que Daniela desconoce el enclítico *la*, del que dudaba en la prueba 1a, ya que no lo reconoció en la oración *Pínta**la** de verde* de esta página (1c).

En la página 1d, a continuación, la niña realizó correctamente tres de los estímulos. En el primer par de oraciones: *Colorea la caja y la tapa/ Colorea la caja o la tapa*, la niña realizó la misma acción en ambos dibujos; quizá solo esté coloreando. En el segundo par: *Pinta un lápiz a la derecha del libro/ Pinta el lápiz a la derecha del libro*, realizó bien la primera orden y no así la segunda; en el tercer par mínimo: *Tacha las llantas del coche/ Tacha las llantas y el coche*, lo que hizo fue colorear; posiblemente desconozca la palabra *tachar*. Y en el último par de oraciones, de esta misma prueba: *Colorea una flor roja y otra amarilla/ Colorea una flor roja y amarilla*, no comprendió las órdenes y solo iluminó las flores, aunque reconoce el nombre de los colores *rojo* y *amarillo*.

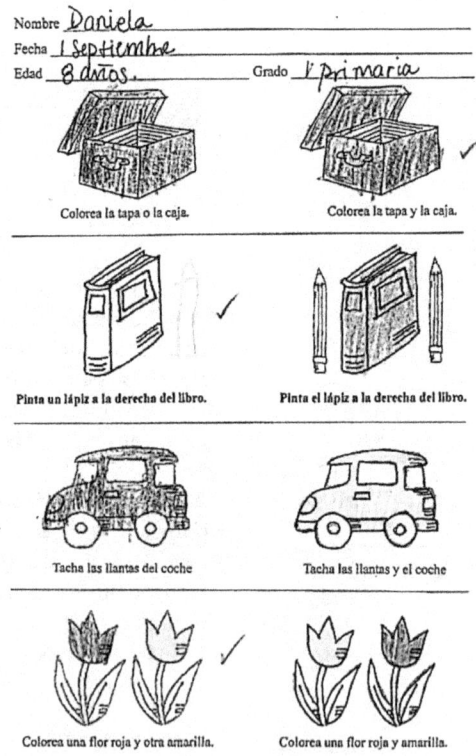

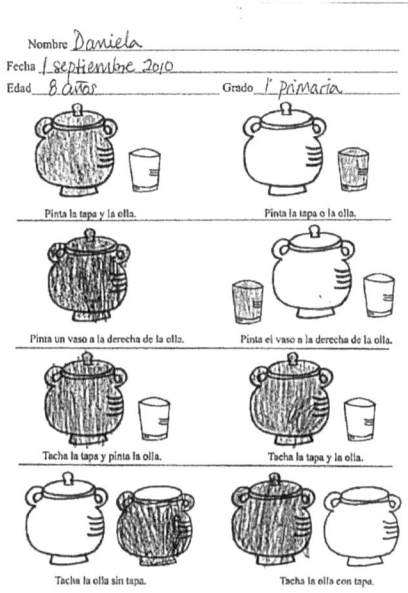

La última de estas cinco páginas de la prueba I, la 1e, estaba mediada únicamente por dos objetos, para que fuera la sintaxis y no el vocabulario lo que influyera en sus respuestas y no tuvo buenos resultados: no obstante que la oración *Pinta la tapa y la olla* fue correctamente ejecutada, tal vez se deba a que solo requería que lo iluminara como lo hizo con los demás estímulos. En esta página hay una última observación, si la niña desconoce la palabra *tacha*, como lo demostró en la página 1d de esta misma prueba, entonces los dos últimos estímulos están correctamente contestados: *Tacha la olla con tapa/ Tacha la olla sin tapa,* ya que iluminó las figuras correctas, lo cual me permite suponer que conoce el significado de las preposiciones *sin* y *con* en las oraciones *Tacha la olla **sin** tapa/ Tacha la olla **con** tapa.*

El resultado de esta prueba mostró que, en líneas generales, las pocas respuestas correctas revelan conocimiento de vocabulario y desconocimiento de elementos funcionales. El siguiente cuadro muestra el total de aciertos de los ocho estímulos en cada una de las cinco páginas de la prueba I.

**Resultados de la prueba I**

| Páginas | Estímulos por página | Total de aciertos |
|---|---|---|
| 1a | 8 | 2 |
| 1b | 8 | 1 |
| 1c | 8 | 2 |
| 1d | 8 | 3 |
| 1e | 8 | 3 |

## PRUEBA II

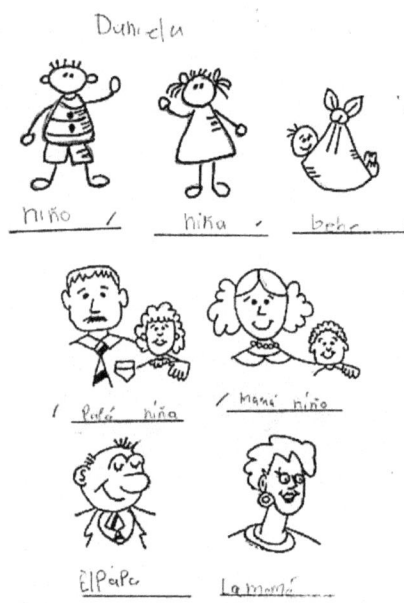

La segunda prueba es una página con siete dibujos de personas. La niña debe escribir a qué persona –se incluye dibujos de un hombre, una mujer, un niño, una niña, un bebé, un señor y una señora acompañados de un niño– se refiere cada uno de los dibujos.

El resultado mostró el uso correcto de los artículos definidos masculino y femenino en las frases *El papá* y *La mamá*. También se destaca en esta prueba que la niña escribe correctamente el nombre de las figuras correspondientes, aunque no reconoce las categorías *hombre/ mujer* o *señor/ señora*, sino que los etiqueta como *mamá/ papá*, posiblemente acorde al vocabulario de la estructura familiar adquirido en la escuela. Según Winner (1979: 475, *cf* Romero y Rodríguez *apud* Barriga 2003: 105), los niños oyentes, en sus primeros años de adquisición, sobregeneralizan las palabras y las extienden a otros referentes; a este proceso lo llama *sobreextensión*. En el caso de Daniela también se observa este fenómeno: ella sobregeneraliza las palabras, las extiende y designa a todos los hombres y mujeres adultos como *papá* y *mamá*.

## PRUEBA III

La prueba tres es una página con cuatro columnas y diez espacios vacíos en cada una de ellas para que los niños coloquen palabras escritas en papelitos. Esta evaluación permite constatar si el niño usa correctamente los artículos definidos e indefinidos. Las opciones en esta prueba estaban determinadas por solamente cuatro alternativas para los artículos *un/ una/ las/ los*; a ellos correspondían 40 papelitos con sustantivos que debían colocarse en las columnas correspondientes a los artículos con la concordancia de género y número del artículo.

El resultado mostró total desconocimiento de los indefinidos *un/ una* pues los papelitos fueron colocados en las columnas correspondientes a *las/ los*. Los papelitos que pegó en la columna del artículo *una* corresponden a la columna del artículo *las*, en tanto que los nombres colocados a la derecha de la columna del artículo *los* corresponden a esa columna, pero por falta de espacio dentro del cuadro, la niña los pegó del lado derecho. Lo que ella hizo fue colocar los papelitos con terminación femenino *a/ as* con el artículo *las* y los papelitos en masculino *o/ os* con el artículo *los*.

Arriba de la columna *las*: día, silla, sillas
A la derecha de *los*: vaso, árbol

| un | una | las | los | |
|----|-----|-----|-----|---|
|    | uñas | naranjas | niños | |
|    | pelota | pelotas | gatos | gato |
|    | regla | lunas | vasos | carro |
|    | uña | tortugas | ojos | niño |
|    |    | reglas | dedos | |
|    |    | días | lápices | ojo |
|    |    | manzanas | perros | dedo |
|    |    | goma | árboles | |
|    |    | tortuga | carros | |
|    |    | niña | perro | |

Debajo: luna

## PRUEBA IV

Esta prueba fue diseñada para conocer la producción de vocabulario. Entregué a los tres niños tres hojas con 22 dibujos en cada una de ellas. Los niños debían escribir el nombre de cada uno de los objetos en la línea contigua a estos. Los dibujos representaban palabras relacionadas con distintos objetos del entorno de los niños, como animales, comida, partes del cuerpo o juguetes, y con palabras que supuestamente podían haber aprendido en la escuela.

Este instrumento presentaba sesenta y seis estímulos que pudieran ser reconocidos por cualquier niño oyente de ocho años para que escribiera las palabras correspondientes a cada dibujo. Daniela solamente escribió las siguientes palabras de manera correcta: *perro/ gato/ uva/ agua/ sol/ moto.*

Otras palabras como: *como* por *cama, concjas* por *conejo, ptana* por *plátano, sllia* por *silla, pño* por *piña*, entre otras, presentan ausencias de grafemas como podría suceder con la escritura de un niño de cinco o seis años que está iniciando su proceso de alfabetización. Ferreiro sostiene que, en los primeros periodos de escritura, los niños utilizan criterios de diferenciación *intra-relacionales*, es decir, establecen las propiedades que debe poseer un texto para que sea interpretable y dedican un gran esfuerzo intelectual a construir sus primeras palabras. Ellos definen estos criterios a partir de la cantidad de letras que consideran que debe poseer una palabra, el repertorio de grafías que conocen y la posición que les parece más adecuada para "que diga algo" Ferreiro [2004 (1997):19]. Además, y como era de esperarse en una niña sorda profunda, la mayoría de las respuestas fueron totalmente agramaticales, ya que los niños sordos, por no tener "el acceso espontáneo y natural a la información necesaria para elaborar el sistema de su lengua", (Radelli 1998:21) "no saben español" (Radelli 1996)[13].

Cabe destacar que en esta prueba la niña completó todos los espacios y en algunas de sus respuestas incluyó secuencias de letras que corresponden a su propio nombre (Ferreiro 1982) –el cual sabía escribir antes de comenzar con esta investigación–; en otras, inventó las palabras con

---

[13] Radelli, Bruna. 1996. "la Logogenia" Conferencia dictada en el Instituto Nacional de la Comunicación Humana. México.

Leer y comprender con Logogenia

combinaciones de letras totalmente imposibles en una palabra del español. A continuación, muestro dos páginas de esta prueba:

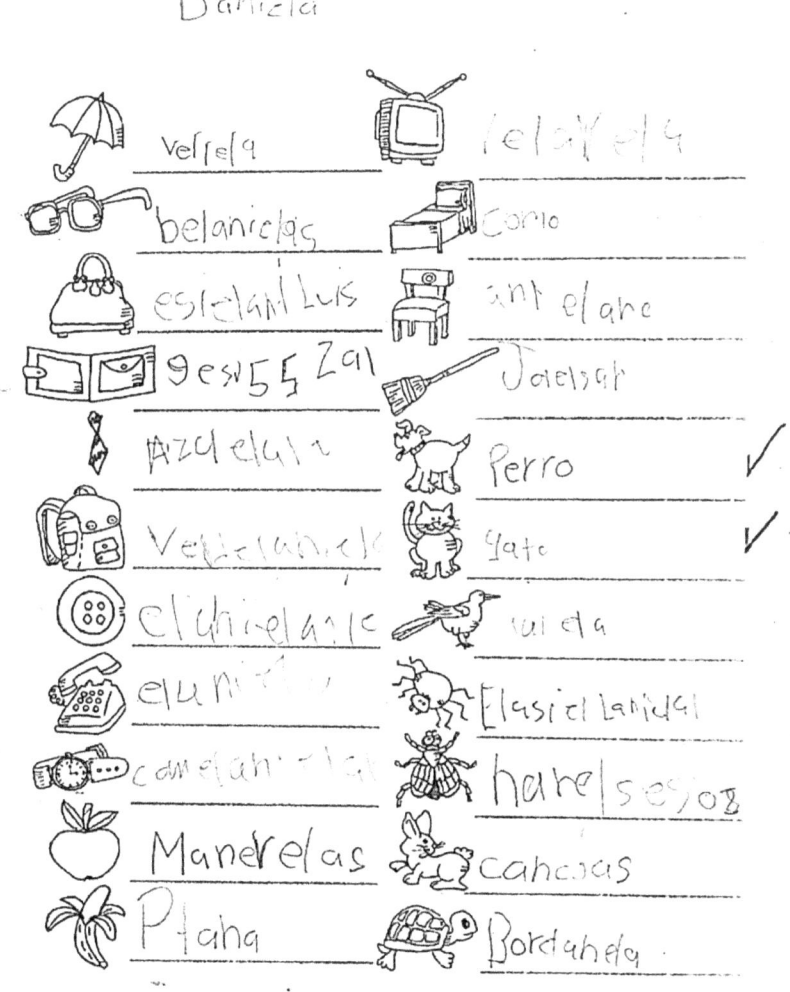

Daniela

- 🚂 uucmaniela
- 🚌 como
- 🦷 Elaniclon
- 🚲 gesunciuis
- ✈️ sauelanida
- 🧥 nuntelas
- 👗 Votela el
- belt: elallelol
- 👞 zutelan lol
- 👠 zutelanel.
- 🩴 elan elelc.

- 🧦 canicln los
- 🛶 elanieleles
- ⛵ 9 anos
- 🚚 como
- 🚀 RMels
- 🏍️ moto ✓
- ✏️ álgiza —
- 🖍️ corol —
- 🚙 elanielesos
- 📘 canielant
- 📏 grreos

## Leer y comprender con Logogenia

### PRUEBA V

Otra prueba pretendía evaluar la capacidad de comprender y producir oraciones y para ello le entregué dos pares de hojas con cinco escenas diferentes en cada una y, a la derecha, una línea en la cual la niña debía escribir una oración relacionada con cada una de ellas. Para el primer par de hojas le proporcioné papelitos con palabras en donde la niña debía elegir las palabras adecuadas para formar las oraciones que describieran cada una de las escenas y luego debía pegarlos junto a los dibujos que correspondiesen. A continuación, muestro las cuatro hojas de la prueba:

El primer ejemplo *La niña nada* lo realicé yo y luego observé en la conducta de la niña la imitación de la estructura proporcionada. Si bien todos los artículos fueron colocados al inicio de la oración, en la mayoría de los casos las oraciones son agramaticales, ya que no existe concordancia entre los artículos y los nombres que le siguen por la ausencia de verbos o de palabras funcionales, aunque se identifique el vocabulario correspondiente a la imagen.

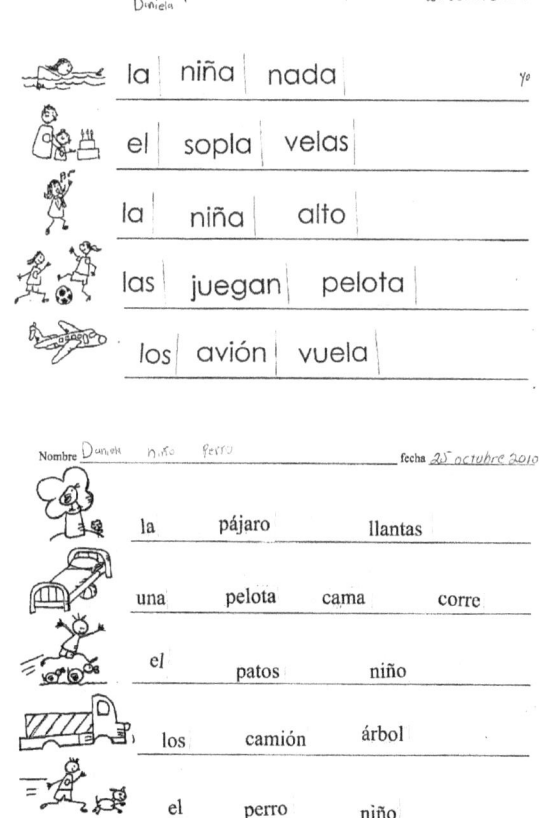

## Maricela Velazco Martínez

El segundo par de hojas constituye un ejercicio similar al anterior pero no le proporcioné los papeles para pegar al lado del dibujo, sino que la niña debía escribir espontáneamente oraciones que correspondieran a cada una de las escenas –eran los mismos dibujos del ejercicio anterior–. Comparativamente no hay coincidencias entre las oraciones producidas con los papeles pegados y las escritas espontáneamente, en algunos casos reconoce algún vocabulario y en otros no los

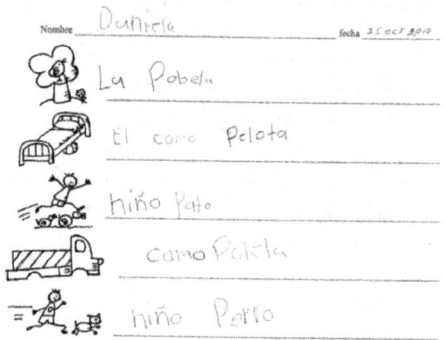

escribe, aunque los haya pegado para el mismo dibujo del ejercicio anterior

Pude observar que los ejemplos se caracterizan por mostrar estructuras que combinan dos o más sustantivos. Pan y Berko (1997 *cf* Mora-Bustos y Madrid *apud* Barriga 2003), afirman que el primer vocabulario de los niños está constituido en su mayoría por nombres, lo que suponen que se debe a que los nombres son más concretos e identificables que los verbos o las palabras funcionales.

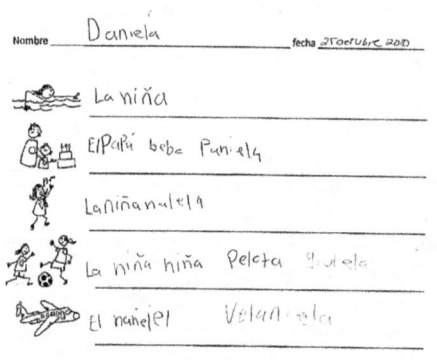

Otro aspecto que pude observar en estas evaluaciones es que los únicos artículos que están en concordancia con sus nombres son los que se refieren a las figuras relacionadas con la familia –mamá, papá y niña–. Se destaca también en el cuarto ejemplo de la última página (2b) de esta prueba (V) una manera atípica de escribir el plural de una palabra mediante la repetición de dicha palabra, por ejemplo: *niña niña* en lugar de *niñas* (=2). Fernández Soneira (2008: 25), afirma que tanto en las lenguas

Leer y comprender con Logogenia

orales como en las signadas se utilizan procedimientos de reduplicación para marcar la oposición entre el plural y el singular, y la diferencia de cantidad se establece al reduplicar una palabra completa o partes de ésta.

Ferreiro [2004 (1997): 32], también realiza observaciones con respecto a este fenómeno durante el proceso de alfabetización: si un niño ha utilizado tres letras para escribir el singular, el plural lo obtiene escribiendo la misma serie dos o tres veces según sea la cantidad a la que se refiera. En el caso de Daniela, ella conoce el nombre de las figuras y –en esta etapa de su desarrollo lingüístico– repite el nombre para indicar el plural. Según Croft (1990), puede ser que este fenómeno de reduplicación tenga una explicación en términos icónicos; es decir, que la niña, al tratar de interpretar en forma escrita las imágenes que ve, escribe una palabra para cada una de las imágenes.

## PRUEBA VI

La última prueba que entregué a Daniela consta de una hoja con los números mezclados del uno al diez; la niña debía colocar un papelito con el nombre correspondiente a cada número. Ella relacionó primero los papelitos con el número que conocía y los demás papeles los colocó al azar. De acuerdo con Ferreiro [2004 (1997): 56], "los niños comienzan tratando con tres diferentes sistemas de representación: dibujos, letras y números". Daniela está escolarizada y seguramente comprende la diferencia entre estos sistemas de representación por oposición a los demás. Esta prueba fue un ejercicio más de evaluación de vocabulario básico adecuado al que poseería un niño oyente de seis años que cursa el primero de primaria. Solo seis de los estímulos fueron respondidos correctamente.

1 — uno
6 — diez
3 — tres
2 — dos
4 — cuatro
7 — siete
5 — ocho
10 — cinco
9 — nueve
8 — seis

## EVALUACIÓN DE LAS PRUEBAS

Una aproximación al diagnóstico del conocimiento de la lengua escrita que posee Daniela mediante las pruebas descritas anteriormente permitió afirmar que el conocimiento del español de la niña presenta una importante discrepancia con respecto al que pudiera tener un niño oyente de la misma edad, pues solo se puede observar una escritura de escaso vocabulario correspondiente a palabras bisílabas sin determinante y con ausencia total de producciones oracionales gramaticales.

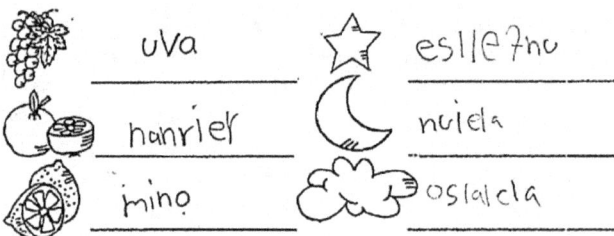

Si bien se manifiesta algún conocimiento sobre el uso de los artículos definidos, los mismos aparecen únicamente acompañando al vocabulario relacionado con tres términos de parentesco –el papá, la mamá y la niña– y frecuentemente en combinaciones agramaticales.

Otra cuestión destacable que se desprende de la evaluación de las pruebas es la carencia de conciencia léxica en cuanto a su escritura y la mayoría de las palabras son inventadas por ella.

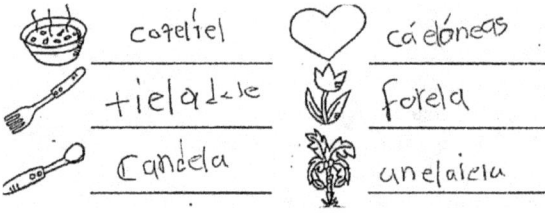

Asimismo, las evaluaciones de diagnóstico permitieron identificar un número aproximado de 60 palabras que la niña reconocía por escrito, aunque fuera incapaz de escribirlas.

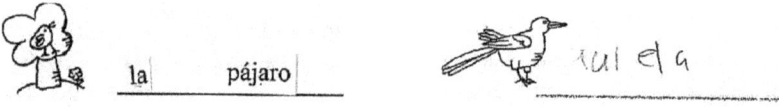

## Leer y comprender con Logogenia

Hawayek (*apud* Pool, 1997: 211), en su artículo "La adquisición de categorías funcionales", menciona este tema. Ella realizó una investigación con niños oyentes y observó que las primeras emisiones que producen estos niños contienen un solo constituyente (Jackson-Maldonado 1992: 34), y que éste, tal como menciona Gentner (1982: 309 *cf* Hawayek *apud* Pool, 1997: 214), es un sustantivo. Pudo comprobar, también, que en la primera etapa de desarrollo lingüístico los niños comprenden más palabras de las que pueden emitir y que no se registran en su lenguaje espontáneo; lo mismo sucede con Daniela, sujeto de estudio de esta investigación.

El resultado de estas pruebas sirvió para iniciar las sesiones de logogenia refutando la idea de que solo el desconocimiento del vocabulario es lo que detiene el proceso de comprensión de los estímulos, pues si bien la niña reconocía el significado del léxico utilizado en los primeros pares mínimos, su comprensión se detenía cuando se alteraba algún elemento de la estructura sintáctica, aunque se estuviera trabajando con el mismo vocabulario.

## LAS SESIONES DE LOGOGENIA

Luego de aplicar las pruebas inicié el trabajo en el patio de la escuela, en una mesa que armaba para ese propósito ya que la escuela no contaba con un espacio extra para realizar esta labor.

Aunque en principio la idea era trabajar los cinco días de la semana, esto no fue posible y el tiempo real de trabajo fue de aproximadamente 30 minutos, y la frecuencia de dos a tres veces por semana. Al finalizar el ciclo escolar 2010-2011 se continuaron las sesiones posteriores, de manera voluntaria, en mi consultorio particular.

Realicé las primeras sesiones de logogenia con tarjetas, como lo determina el método; posteriormente, y conforme se complejizaron las oraciones, utilicé un pizarrón o un cuaderno. Presenté el estímulo en forma de pares mínimos.

Comencé a trabajar con Daniela en septiembre de 2010 y hasta el día 11 de octubre de 2012 se realizaron 208 sesiones. Llevé un registro sistemático de todo el trabajo y filmé algunas de las sesiones.

## DESCRIPCIÓN DEL CORPUS

El proceso de adquisición del español por Daniela, mediante la aplicación del método de logogenia, lo analizaré en un corpus de 8 247 oraciones utilizadas en las sesiones durante los dos años de trabajo.

La organización de dicho corpus está presentada en pares mínimos porque responde a las secuencias de trabajo que se realizan con el método. Contabilicé 3 542 unidades de pares mínimos utilizados durante toda la investigación.

Los siguientes ejemplos muestran fragmentos de la tabla que registra el trabajo realizado durante los dos años. Los ítems corresponden a:

1) Número de sesión y número de oración correspondiente a un par mínimo.
2) Tipo de par mínimo o indicaciones sobre el mismo.
3) Copia del par mínimo de oraciones.
4) Quién realizó la orden.
5) Área de producción.

*Número de sesión y número de oración correspondiente a un par mínimo.* Con respecto a la primera columna, contabilicé 208 sesiones de logogenia y para cada una de ellas registro, en la misma columna, el número de cada oración que ofrecí como estímulo. A continuación, presento como ejemplo una parte de la sesión 7 y las oraciones de la 238 a la 241 de esta misma sesión.

| (1) | (2) | (3) | (4) | (5) | | |
|---|---|---|---|---|---|---|
| Sesión | | | Comp. | Producción | | |
| 7 | PM | Oración | quién | quién | G/A | Nota |
| 238 | A/P | Dame dos círculos. | M | | | |
| 239 | | Dame dos círculos rojos. | D | | | |
| 240 | L | Gira dos triángulos rojos. | D | | | |
| 241 | | Gira dos cuadrados rojos. | D | | | |

*Tipo de par mínimo (PM) o indicaciones sobre el mismo (2)*: L (lexical), O (de orden), F (de forma), S (de sustitución), G/A (gramaticalidad y agramaticalidad), A/P (ausencia y presencia), E (entonación), A (estructura ambigua) y NP (no es un par mínimo), I (Información sobre el significado de la oración), P (preguntas).

### (2)

| Sesión | | | Comp | Producción | | |
|---|---|---|---|---|---|---|
| 119 | PM | Oración | quién | quién | G/A | Nota |
| 4698 | S | Toca a un niño con gorra. | D | | | |
| 4699 | | Toca a un niño sin gorra. | D | | | |
| 4700 | A/P | Toca a una niña. | D | | | |
| 4701 | | Toca a una niña con lentes. | D | | | |

*Copia del par mínimo de oraciones (3).* También consigno, en algunos casos, entre pares mínimos, una línea punteada que muestra la vinculación entre las oraciones ubicadas a ambos lados de la línea y forma otro par mínimo (85/86).

### (3)

| Sesión | | | Comp. | Producción | | |
|---|---|---|---|---|---|---|
| 2 | PM | Oración | quién | quién | G/A | Nota |
| 85 | A/P | **Gira la pelota.** | D | | | |
| 86 | L | **Gira la pelota con un lápiz.** | M | | | |
| 87 | | Tira la pelota con un lápiz. | M | | | |

*Quién realizó la orden (4).* En este caso registro si la ejecutó la niña que está trabajando con logogenia (D), la logogenista (M) o un tercero (O). En el caso de que la orden no se ejecute se consigna con N (no lo hizo nadie).

### (4)

| Sesión | | | Comp. | Producción | | |
|---|---|---|---|---|---|---|
| 48 | PM | Oración | quién | quién | G/A | Nota |
| 1907 | NP | Toca tu moño. | M | | | |
| 1908 | NP | Quítale el moño. | M | | | |
| 1909 | L | Quítale el moño a Dany. | O | | | |
| 1910 | | Ponle el moño a Dany. | O | | | |
| 1911 | L | Ponme los lentes. | D | | | |
| 1912 | | Quítame los lentes. | D | | | |

*Área de producción (5).* Esta columna se subdivide en: quién escribió la oración (i); en la columna (ii) si es gramatical (G), agramatical (A) o palabra agramatical (PA); y las observaciones o notas (iii), donde registro comentarios relevantes del proceso o una E en el caso de que la respuesta de la niña sea errónea, como muestro en el siguiente ejemplo.

(5)

| Sesión | | | Comp. | Producción | | |
|---|---|---|---|---|---|---|
| 97 | PM | oraciones | quién | quién (i) | G/A (ii) | Nota (iii) |
| 3801 | G/A | ¿Qué hay adentro del vaso? | | M | | |
| 3802 | | Adentro | | D | A | E |
| 3803 | G/A | Un señor. | | M | | |
| 3804 | | ¿Qué hay adentro del vaso? | | M | | |
| 3805 | | Un Señor. | | D | G | E |

Del análisis de los datos pude observar que se presentaron los tipos de pares mínimos de manera variada, tal como lo determina el método. El registro muestra 824 pares de léxico, 132 de orden, 193 de forma, 274 de sustitución, 1 665 de gramatical/agramatical, 396 de ausencia/presencia, 46 de ambigüedad, 12 de entonación, 213 oraciones con información y 29 preguntas.

En el siguiente ejemplo, la columna marcada con el ítem 4 permite observar cómo en las primeras sesiones la niña no comprendía los estímulos que presentaban vocabulario desconocido, como en los ejemplos 6 y 7, en los que no conoce el posesivo *mi*, y otra persona presente durante la sesión realiza la orden. Si las órdenes estaban compuestas con el vocabulario que se había identificado como reconocido por ella – posiblemente producto de las sesiones anteriores y comúnmente utilizados al iniciar el trabajo con logogenia– realizaba la orden correctamente:

(4)

| Sesión | | | Comp. | Producción | | |
|---|---|---|---|---|---|---|
| 1 | PM | Oraciones | quién | quién | G/A | Obs. |
| 3 | L | Toca la mesa. | D | | | |
| 4 | | Toca la silla. | D | | | |
| 5 | A/P | Toca la silla y la mesa. | D | | | |
| 6 | L | Toca **mi** silla. | O | | | No conoce el posesivo *mi* |
| 7 | | Toca **mi** mano. | O | | | |

Las filas que registran la producción escrita aparecen en la misma tabla con sombreado, como muestro en el siguiente ejemplo (346 a 352). Este punto mostró, por un lado, importantes avances en su proceso de escritura inicial, desde la escritura de palabras inventadas cuando no conocía el significado de las mismas (347) a dejar un espacio en blanco y luego comenzar a escribirla correctamente. También permite la observación del proceso de escritura gramatical de las oraciones (352).

| Sesión | PM | Oraciones | Comp. quién | Producción quién | G/A | Obs. |
|---|---|---|---|---|---|---|
| 10 | | | | | | |
| 346 | | ¿En dónde está el niño? | | M | | |
| 347 | G/A | **toco** | | D | A | E |
| 348 | | El niño está en el teléfono. | | M | | |
| 349 | | ¿En dónde está el niño? | | M | | |
| 350 | G/A | El niño está en **el** mesa. | | D | A | |
| 351 | | El niño está en **le** mesa. | | D | A | |
| 352 | | El niño está en **la** mesa. | | D | G | |

PROCESAMIENTO DE LOS DATOS

Para procesar la información del corpus opté por clasificarlo en tres bloques de aproximadamente 70 sesiones cada uno. El motivo de dicha división obedece a que coincide aproximadamente con evaluaciones periódicas y de seguimiento que fui implementando simultáneamente a la tarea con logogenia para que, a efectos de esta investigación, pudiera registrar el proceso de adquisición del español.

En el corpus también enumero sesiones que cuentan con muy pocos pares mínimos o que no cuentan con registro de datos, ya que no pude escribirlas en la tabla por fallas en la filmación –reflejo de la pantalla del pizarrón– o porque trabajé sin la presencia de alguien que pudiera registrar la sesión por escrito mientras usaba las tarjetas o el pizarrón y después me fue imposible recuperar dicha información. Las incluyo en el registro, sin embargo, porque forman parte del tiempo que Daniela estuvo en contacto con la lengua mediante este método; se trata de las sesiones 15, 33, 104, 138, 156 y 181.

En estos tres bloques describiré las sesiones que son más significativas para explicar el proceso que investigué. Con ayuda de estas sesiones puedo exponer, por un lado, el proceso por el que pasó Daniela al comenzar a trabajar con la logogenia desde que la niña solo conocía cuatro verbos –*dame, gira, toca* y *sopla*– y 60 sustantivos –que incluían palabras de parentesco, algunos números y colores–, hasta el momento en el que la niña tiene una gran comprensión de lo que lee y comienza a escribir sus propias frases con creatividad.

PRIMER BLOQUE

(Sesiones 1 a la 65, desde el inicio 6/09/10 al 4/04/11).

Sesión N° 1 (6/09/10) (8;1/0;0)

En esta sesión contabilicé 21 oraciones dadas como estímulo. De las cuales la mayoría de los tipos de pares mínimos que utilicé fueron lexicales o de sustitución. Solo trabajé con verbos y sustantivos que conformaban el léxico supuestamente conocido por ella –según las pruebas del diagnóstico– y cuando incorporé los elementos funcionales *mi/tu*, la niña no pudo ejecutar las órdenes la primera vez (12), sino después de que me vio hacerlo (13). Aun cuando ya había respondido correctamente a un estímulo, no podía reconocer el mismo estímulo en una estructura diferente (14/15):

| 11 | S | Toca la mesa con un dedo. | D | | |
|----|---|---|---|---|---|
| 12 | | Toca la mesa con **mi** dedo. | M | | |
| 13 | A/P | Toca **mi** dedo. | D | | |
| 14 | S | Toca **mi** silla con **tu** dedo. | M | | |
| 15 | | Toca **mi** silla con **mi** dedo. | M | | |

Sesión N° 2 (13/09/10) (8;1/0;0)

Trabajé por primera vez con estímulos de *pares mínimos de forma* que contrastan la oposición singular/plural (32/33). Comienza a reconocerlos, pero todavía no hay evidencia de comprensión de los mismos y yo ejecuto la orden (32).

| 32 | F | Dame dos plumon**es**. | M | | |
|----|---|---|---|---|---|
| 33 | | Dame un plumón. | D | | |

Sesión N° 3 (20/09/10) (8;1/0;0)

En esta sesión los estímulos mostraron el contraste entre pares de presencia y ausencia cuyos significados llevaban a que la niña dibujara uno o dos objetos, según fuera el caso, en la oración que le escribía. En los pares aparecía la conjunción copulativa *y* (57/61) aunque en algunos casos fuera seguida del indefinido *uno* (60/62), la respuesta de la niña fue negativa por desconocimiento de estos elementos funcionales –aunque estuviéramos trabajando con vocabulario conocido–.

| 55 | L | Dame un perro negro. | D |
| 56 | | Dame un perro blanco. | D |
| **57** | A/P | Dame un perro blanco **y** negro. | **M** |
| 58 | | Dame un perro blanco. | D |
| 59 | A/P | Dame un perro negro. | D |
| **60** | | Dame un perro negro **y uno** blanco. | **M** |
| **61** | A/P | Dame un perro negro **y** blanco. | **O** |
| **62** | | Dame un perro negro **y uno** blanco. | **M** |

Sesión N° 4 (27/09/10) (8;1/0;0)

Aunque el estímulo ofrecido en esta sesión se caracterizó por presentar variedad de pares mínimos –de léxico, sustitución, presencia/ausencia– el elemento común en casi todas las oraciones fue la presencia de las preposiciones *en/con* en oposición (91/92). Se puede observar, en las tablas siguientes, que las respuestas positivas son solamente las que la niña realiza después de que le mostré cómo (81/82/93), porque eran elementos que no formaban parte del vocabulario conocido por ella.

| 79 | L | Toca tu mano **con** la mía. | M |
| 80 | | Toca tu mano **con** la pelota. | M |
| **81** | L | Toca la mesa **con** la pelota. | D |
| **82** | | Toca la silla **con** la pelota. | D |

| 90 | | Tira el lápiz y la muñeca. | D |
| **91** | S | Tira el lápiz **con** la muñeca. | M |
| 92 | | Tira el lápiz **en** la muñeca. | M |
| **93** | S | Tira el lápiz **en** la silla. | D |
| 94 | | Tira el lápiz y la silla. | M |

Sesión N° 5 (08/11/10) (8;3/0;1)

Entre esta sesión y la anterior hay casi un mes de suspensión de trabajo, sin embargo, la madre continuó ofreciendo estímulos similares a las sesiones anteriores en su domicilio. Posiblemente ello favoreció la respuesta positiva de la niña en las oraciones 123 a 126, en las que, luego de estar trabajando con estímulos que no contenían preposiciones, incorporó algunas de las utilizadas en la sesión N°4.

| 123 |    | Pon el huevo **en** el pan.           | D |   |   |
|-----|----|---------------------------------------|---|---|---|
| 124 | L  | Pon el huevo **en** el plato.         | D |   |   |
| 125 |    | Pon el huevo **en** la caja.          | D |   |   |
| 126 | NP | Pon el huevo y el pan **en** el plato.| D |   |   |

Seguidamente se utilizaron oraciones interrogativas para verificar la comprensión de este tipo de estructuras frente a las órdenes que le presenté en las sesiones anteriores (127/129/131). Lo primero que observé fue que Daniela no reconocía la acción de preguntar a través de la escritura ni el significado de los signos de interrogación. Respondí la primera pregunta (128) para que la niña observara, luego comenzó a hacerlo ella copiando el orden de los elementos, pero de manera agramatical (130/132).

| 127 | G/A | **¿En dónde está el huevo?** |   | M |   |   |
|-----|-----|------------------------------|---|---|---|---|
| 128 |     | El huevo está en el plato.   |   | M |   |   |
| 129 | G/A | **¿En dónde está el huevo?** |   | M |   |   |
| 130 |     | La huevo está el pan.        |   | D | A |   |
| 131 | G/A | **¿En dónde está el pan?**   |   | M |   |   |
| 132 |     | El plato.                    |   | D | A | E |

Incluí por primera vez el adjetivo *otro* (135) en algunos pares y sin respuesta positiva.

| 134 | S | Dame un helado.       | M |   |   |
|-----|---|-----------------------|---|---|---|
| 135 |   | Dame **otro** helado. | M |   |   |

En la oración 144 le escribí por primera vez el adverbio *adentro* en los estímulos y la niña reconoció el significado.

| 141 | L | Dame una zanahoria.                    | D |   |   |
|-----|---|----------------------------------------|---|---|---|
| 142 |   | Dame una jarra.                        | N |   |   |
| 143 | I | -La jarra es azul.                     |   | M |   |
| 144 | L | Pon la zanahoria **adentro** de la jarra. | D |   |   |
| 145 |   | Pon la zanahoria adentro de la caja.   | D |   |   |

Leer y comprender con Logogenia

La sesión terminó con más órdenes dirigidas a la producción de palabras, y pude observar agramaticalidad en la construcción de éstas (165/167/170/173). Conforme avancemos en el trabajo con logogenia utilizando los distintos pares mínimos y que la niña esté en contacto con el español por más tiempo, podrá desarrollar la capacidad innata que, como ser humano, posee para adquirir lengua, continuará aprendiendo el vocabulario de su comunidad y será capaz de expresar sus ideas en forma gramatical y de manera espontánea.

| 164 |     | ¿Cómo se llama esto? | M |    |               |
|-----|-----|----------------------|---|----|---------------|
| **165** |     | **El p**          | D | A  |               |
| 166 | G/A | Jarra                | M |    |               |
| **167** |     | **Eleto**         | D | PA | eleto 'elote' |
| 168 |     | Elote                | M |    |               |
| 169 |     | Caja                 | M |    |               |
| **170** |     | **Plota**         | D | PA | plota 'plato' |
| 171 | G/A | Plato                | M |    |               |
| 172 |     | Pan                  | D | G  |               |
| **173** |     | **Panie**         | D | PA | panie 'sartén' |
| 174 |     | Sartén               | M |    |               |

Sesión N° 8 (25/11/10) (8;3/0;1)

En esta sesión trabajamos con algunas órdenes donde se observa que las respuestas afirmativas y gramaticales son solamente las que se parecen a alguna oración emitida anteriormente, es decir que las copia. En la oración 258 la niña está copiando la respuesta de la oración 256, a pesar de que la orden es distinta (257).

| 255 | G/A | Pídeme que gire un elefante.  | M |   |   |
|-----|-----|-------------------------------|---|---|---|
| **256** |     | **Gira un elefante.**     | O |   |   |
| 257 |     | Pídeme que **tire** un elefante. | M |   |   |
| **258** | G/A | **Gira el elefante.**     | D | G | E |
| 259 |     | Tira un elefante.             | O |   |   |
| 260 | G/A | Pídeme que tire una vaca.     | M |   |   |
| **261** |     | **Tira una vaca.**        | D | G |   |
| 262 | G/A | Pídeme que gire una vaca.     | M |   |   |
| **263** |     | **Gira una vaca.**        | D | G |   |

También escribí la oposición *y/o,* que tampoco respondió positivamente (269/270).

| 268 |   | Toca la mano de la muñeca | D |
|-----|---|---------------------------|---|
| **269** | S | Toca la mano **y** tu muñeca | M |
| **270** |   | Toca la mano **o** tu muñeca | M |

Sesión N° 9 (26/11/10) (8;3/0;1)

Le escribí la oposición *sin/con* y no obtuve respuestas positivas. En las oraciones 313 y 317 me entregó la caja completa pero no comprendió la oposición 316. Cuando suceden cosas así, en las que la niña no comprende la oposición, puedo optar por seguir poniendo pares mínimos distintos que incluyan la palabra que no comprende, o simplemente seguir con el proceso. Más adelante la niña tendrá la oportunidad de estar en contacto con este tipo de palabras y las hará suyas.

| **313** | S | Dame la caja **con** tapa. | D |
|---------|---|---------------------------|---|
| 314     |   | Dame la caja **sin** tapa. | O |
| 315     | S | Dame un plumón **sin** tapa. | O |
| **316** |   | Dame un plumón **con** tapa. | M |
| **317** | S | Dame la caja **con** tapa. | D |
| 318     |   | Dame la caja **sin** tapa. | M |

Sesión N° 11 (30/11/10) (8;3/0;1)

Si bien en esta sesión pude observar que persiste el desconocimiento del adverbio *debajo* (380/382), sí se registra mayor seguridad en la comprensión de la conjunción copulativa *y* (404/405), conjunción que, según Bowerman (1979 *cf* Varela 2002 *apud* Estrada y Ortiz 2002), se incorpora al léxico de los niños en el tercer año de vida, además de ser la primera en ser incluida por los hablantes del español (Gili Gaya 1972; Barriga 1990, Varela 2002 *apud* Estrada y Ortiz 2002).

| 380 | L | Pon una ficha **debajo** de un pan. | M |
|-----|---|-------------------------------------|---|
| 381 |   | Pon un pan **debajo** de una ficha. | D |
| 382 | L | Pon un pan **debajo** de una mesa. | M |
| 404 | A/P | Toca una ficha **y** un pan. | D |
| 405 | F | Toca una ficha **y** un pan **y** gíralo. | D |
| 406 |   | Toca una ficha **y** un pan **y** gíralos. | M |

## Leer y comprender con Logogenia

Sesión N° 12 (1/12/10) (8;4/0;2)

En esta sesión observé respuestas afirmativas en la comprensión de pares mínimos que contienen la preposición *en* (429) y en aquellos de sustitución entre *uno/otro* (425/426/427/428). Cabe recordar que, como logogenista, no busco que la niña aprenda nada, simplemente escribo pares mínimos de distinto tipo como lo marca el método y dejo que la sesión fluya a su propio ritmo, pues es la niña quien, inconscientemente, decide qué tipo de pares le voy a escribir, según note qué necesita.

| 424 |   | Toca **un** pato        | D |   |   |
|-----|---|-------------------------|---|---|---|
| 425 |   | Toca **otro** pato.     | D |   |   |
| 426 | S | Dame **un** botón.      | D |   |   |
| 427 |   | Dame **otro** botón.    | D |   |   |

| 429 |   | Gira un botón **en** la mesa.   | D |   |   |
|-----|---|---------------------------------|---|---|---|
| 430 | L | Gira un botón **en** un plato.  | N |   |   |
| 431 | I | -El plato es blanco.            |   | M |   |

Sesión N° 13 (2/12/10) (8;4/0;2)
En esta sesión observé que persiste la escritura incorrecta de palabras que conoce (483/485), aunque comprende su significado.

| 483 | G/A | Mary tiene **boco**.       | D | PA | boco 'boca' |
|-----|-----|----------------------------|---|----|-------------|
| 484 | G/A | Dany tiene pulsera roja.   | M |    |             |
| 485 | G/A | Mary tiene **masio**.      | D | PA | masio 'mano' |

Sesión N° 14 (3/12/10) (8;4/0;2)

Comienza a producir oraciones que no imitan lo que ve anteriormente, sino que ya revelan comprensión de lo que le pido. En la oración 549 de esta sesión le pregunté de qué color es un objeto y ella responde por primera vez de manera gramatical, aunque use una palabra inventada en lugar de *amarillo* (550), luego de observar la respuesta que le escribí (551) la utiliza como modelo para otras preguntas similares. Las frases u oraciones que produce son inducidas, ya que en este momento no utiliza la escritura para informar ni pedir nada.

| 549 | | ¿De qué color es el número tres? | M | | |
|---|---|---|---|---|---|
| 550 | G/A | **De color ume.** | D | G | ume 'amarillo' |
| 551 | | Es amarillo. | M | | |
| 552 | G/A | ¿De qué color es el número cinco? | M | | |
| 553 | | Es azul. | D | G | |

<u>Sesión N° 16</u> (8/12/10) (8;4/0;2)

Trabajamos durante esta sesión con la oposición de los pronombres *me/te* y de los posesivos *mi/tu* (590/593/594/595). Enseguida le ofrecí un estímulo que requiere del uso correcto de las oposiciones anteriores, las cuales efectivamente escribe de manera gramatical (623).

| 590 | S | Empuja **tu** silla. | M | | | |
|---|---|---|---|---|---|---|
| 591 | | Empuja la silla. | M | | | |
| 592 | S | Jala la mesa. | M | | | |
| 593 | | Jala **mi** mesa. | M | | | |
| 594 | F | Jála**me** un dedo. | D | | | |
| 595 | | Jála**te** un dedo. | D | | | |

| 622 | G/A | ¿De qué color es **tu** blusa? | | M | | |
|---|---|---|---|---|---|---|
| 623 | | **Mi** blusa es rosa. | | D | G | |

<u>Sesión N° 19</u> (15/12/10) (8;4/0;2)

Esta sesión muestra por segunda vez un uso particular del plural. Ya en una primera oportunidad registré la repetición de palabras para indicar algo que corresponde a más de una unidad (ver pág. 37 de este libro). En esta ocasión utiliza la repetición de la palabra *blanco* (788) para indicar las dos blusas del mismo color que tiene puestas, las cuales se señala mientras escribe la respuesta.

| 787 | G/A | ¿De qué color es tu blusa? | M | | |
|---|---|---|---|---|---|
| 788 | | Es de color **blanco** y **blanco**. | D | A | Tiene 2 blusas blancas. |

Leer y comprender con Logogenia

Sesión N° 21 (17/12/10) (8;4/0;2)

Pude observar en esta sesión que la producción de Daniela aún es agramatical (823); sin embargo, utiliza correctamente el orden sintáctico en sus oraciones.

| 822 | | ¿De qué color es la cubeta? | M | | |
|---|---|---|---|---|---|
| **823** | G/A | **El es amarillo.** | **D** | A | |
| 824 | | La cubeta es amarilla. | M | | |

Sesión N° 28 (20/01/11) (8;5/0;3).

Muestra una mejor comprensión, aunque en la oración 1 079 la niña inventa una palabra cuando no sabe cómo escribirla.

| 1078 | | ¿Qué es esto? | M | | |
|---|---|---|---|---|---|
| **1079** | G/A | -gommlodo E's | **D** | A | 'Es un plumón'. |
| 1080 | | Es un plumón. | M | | |

Iniciamos el trabajo con estructuras que conllevan órdenes representativamente absurdas y la niña realizó bien la orden después de observar mi ejemplo.

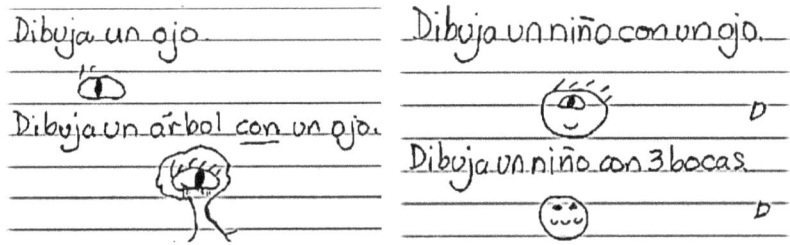

Sesión N° 30 (24/01/11) (8;5/0;3)

El registro de esta sesión muestra que, a pesar de que en ocasiones Daniela produce oraciones gramaticales, todavía sus producciones presentan agramaticalidad en diferentes aspectos: falta de concordancia en el número (1 235), ausencia de verbos (1 251) –y en esa misma oración sigue dejando un espacio en blanco que le corresponde al verbo– o falta de concordancia en la persona gramatical del verbo (1 263) y el pronombre correspondiente (1 262). Hawayek (1997: 223) menciona que los niños en la etapa inicial de desarrollo lingüístico no producen verbos que, sin embargo, sí reconocen y que se tienen registros de emisiones en las que los niños *eliminan* verbos que se ha comprobado que comprenden. Daniela hace lo mismo, solo que como su desarrollo lingüístico está basado en la escritura, este hecho se vuelve más evidente al poder observarlo plasmado en el papel. El recurso que utiliza es el de dejar el espacio en blanco (1 251); sin embargo, sabe que en ese lugar debe ir un verbo, aunque no sabe con exactitud cuál es y prefiere dejar un espacio vacío que escribir una palabra incorrecta.

| 1235 | G/A | Jesse tiene ojo**s** verde. | D | A | |
|---|---|---|---|---|---|
| 1236 | | Jesse tiene ojos verdes. | M | | |

| 1250 | I | Describe al señor. | M | | |
|---|---|---|---|---|---|
| 1251 | G/A | **El papá      blusa verde.** | D | A | |

| 1262 | G/A | Él **tengo** unos zapatos. | D | A | |
|---|---|---|---|---|---|
| 1263 | | La niña **tengo** dos ojos. | D | A | |

Un dato interesante es el recurso que utiliza para mostrar los verbos que desconoce, uno es escribir la preposición *de* (1 286) y el otro es dejar un espacio en blanco (1 251) en el lugar del verbo:

| 1285 | | ¿De qué color es tu anillo? | M | | |
|---|---|---|---|---|---|
| 1286 | G/A | El anillo **de** rojo. | D | A | |
| 1287 | | El anillo es rojo. | M | | |

Los siguientes ejemplos los extraje de un ejercicio en el que Daniela describió dos escenarios y que son solo dos ejemplos entre muchos otros en los que pude notar que Daniela escribe la preposición *de* en lugar de cualquier verbo o preposición. Boysson (1999) sugiere que los niños de entre doce y veinte meses de edad suelen agregar partículas a sus primeras palabras cuyos referentes no son claros, y afirma que son notables la coherencia y la constancia de su uso. Dice que estos signos son precursores de la adquisición de los artículos y los pronombres demostrativos. Sin embargo, según mis observaciones, puedo sugerir que, en este caso, la niña utiliza este recurso por el desconocimiento que tiene del funcionamiento de los verbos.

## La niña de cama

Respuesta esperada: *La niña se levanta.*

## La niña de Pollos

Respuesta esperada: *La niña ve los pájaros.*

Sesión N° 31 (25/01/11) (8;5/0;3)

Le pido, por primera vez, que ejecute órdenes con la oposición *me/te* como forma pronominal enclítica seguida de los posesivos *mi/tu* y, después de observar los ejemplos (1 300/1 303), lo realiza sin dificultad (1 301/1 302/1 304/1 305).

| 1300 | S | Pon**te mi** anillo. | M | | |
|---|---|---|---|---|---|
| 1301 | | Pon**te tu** anillo. | D | | |
| 1302 | F | Pon**me tu** anillo. | D | | |
| 1303 | S | Pon**te mi** zapato. | M | | |
| 1304 | | Pon**te tu** zapato. | D | | |
| 1305 | NP | Pon**te mis** lentes. | D | | |

Sesión N° 32 (26/01/11) (8;5/0;3)

En varios ejemplos empieza a mostrar que ya reconoce la oposición *y/o* (1 329/1 330) y el significado del adverbio *adentro* (1 331):

| 1329 | S | Gira el plato **y** la caja. | D | | |
|---|---|---|---|---|---|
| 1330 | | Gira el plato **o** la caja. | D | | |
| 1331 | NP | Gira el plato **adentro** de la caja. | D | | |

En sus producciones comienza a aparecer el uso espontáneo de la preposición *en* (1 340):

| 1339 | | ¿En dónde está mi mano? | M | | |
|---|---|---|---|---|---|
| 1340 | G/A | **En** Mano. | D | A | E |
| 1341 | | En la mesa. | M | | |

Sesión N° 37 (9/02/11) (8;6/0;4)

Utilizo órdenes con la preposición *hacia* (1 444) y la niña solo las ejecuta (1 445/1 447) luego de que se las modelo (1 444/1 446).

| 1443 | A/P | Avienta una piedra. | M | | |
|------|-----|---------------------|---|---|---|
| **1444** | | Avienta una piedra hacia el árbol. | M | | |
| **1445** | L | Avienta una piedra **hacia** el bote. | D | | |
| **1446** | L | Camina hacia el bote. | M | | |
| **1447** | | Camina **hacia** el árbol. | D | | |

Sesión N° 38 (10/02/11) (8;6/0;4)

Incluye en su respuesta el adjetivo *azules* (1 468) por primera vez, sin que se lo pida, aunque todavía con palabras agramaticales (1 466). Aún desconoce la flexión verbal.

| 1465 | G/A | ¿Cuántos aretes tienes? | M | | |
|------|-----|------------------------|---|---|---|
| **1466** | | **Tojo** dos aretes. | D | G | tojo 'tengo' |
| 1467 | | ¿Cuántos aretes tiene tu mamá? | M | | |
| **1468** | G/A | Tengo dos aretes **Azules.** | D | G | E 'tiene' |
| 1469 | | Tiene dos aretes azules. | M | | |

Sesión N° 39 (11/02/11) (8;6/0;4)

Identifica por primera vez la referencia del pronombre *mí* (1 519/1 520), mientras que en las oraciones anteriores (1 517/1 518) reconoce la referencia porque está explícita en la palabra *mamá*. Su siguiente respuesta (1 522) también es acertada, aunque no esté presente el referente y la oración sea diferente sintácticamente. No incluye el verbo hasta que se lo indico (1 523). Al trabajar con logogenia tenemos una ventaja: las oraciones permanecen escritas y la niña puede regresar a ellas cuantas veces lo requiera. En cambio, cuando se adquiere la lengua en su forma oral, las palabras se ausentan y los niños deben escuchar un mayor número de oraciones para que puedan adquirir la lengua de sus padres.

| 1517 | G/A | Dile a tu **mamá** que gire un pan. | M | |
|------|-----|-------------------------------------|---|---|
| **1518** | | **Mamá,** gira un pan. | D | G |
| 1519 | G/A | Dime a **mí** que gire un pan. | M | |
| **1520** | | **Maricela,** gira un pan. | D | G |
| 1521 | G/A | Dime que te dé una galleta. | M | |

Leer y comprender con Logogenia

| 1522 | | Maricela, galleta. | D | A |
|---|---|---|---|---|
| 1523 | | Maricela, **Dame** una galleta. . | D | G |

Sesión N° 42 (16/02/11) (8;6/0;4)

Su producción muestra un avance importante en el uso de la flexión verbal: *tienes/tengo* (1 653/1 655), además conoce la negación *no* y la escribe en su respuesta (1 655).

| 1652 | G/A | ¿Cuántos aretes **tienes**? | M | |
|---|---|---|---|---|
| 1653 | | **Tengo** Dos aretes. | D | G |
| 1654 | G/A | ¿Cuántos relojes **tienes**? | M | |
| 1655 | | No **tengo**. | D | G |

Sesión N° 43 (18/02/11) (8;6/0;4)

Además de reconocer correctamente la referencia pronominal de las oraciones (1 695/1 696), hay un dato destacable, y es que la niña realizó bien la orden aunque en las dos últimas oraciones (1 698/1 699) no hay par mínimo porque hay dos cambios en la oración, en lugar de uno. Está atenta a toda la oración y no solo a una parte de ella, como lo hacía en un principio. Cuando comenzamos a trabajar con logogenia, Daniela solo identificaba las palabras que conocía. Si le decía *Mueve un lápiz*, ella agarraba el lápiz y no sabía qué hacer con él; posteriormente, y después de algunas sesiones, ella ejecutaba una parte de la orden. Luego notó que dentro de los pares mínimos había un solo cambio en la oración y lo buscaba, pero ahora no, ahora está atenta a toda la oración, ahora sabe que toda la oración en su conjunto significa algo y que si no la lee completa no podrá comprender lo que le pido.

| 1694 | | Quítale **un** anillo a tu mamá. | M | |
|---|---|---|---|---|
| 1695 | S | Quítale **mi** anillo a tu mamá. | D | |
| 1696 | | Quítale **tu** anillo a tu mamá. | D | |
| **1698** | **NP** | Quítale **mi** anillo a tu mamá y pón**melo**. | D | |
| **1699** | **NP** | Quítale **tu** anillo a tu mamá y pón**telo**. | D | |

Sesión N° 44 (21/02/11) (8;6/0;4)

Todavía se observa agramaticalidad en la producción de palabras (1 712/1 715/1 718).

| 1711 | G/A | Escribe el nombre de esto. | M | | |
|---|---|---|---|---|---|
| **1712** | | ***laziq.*** | D | **PA** | laziq 'lápiz' |
| 1713 | G/A | Lápiz. | M | | |
| 1714 | G/A | Escribe el nombre de eso. | M | | |
| **1715** | | ***Manzado.*** | D | **PA** | manzado 'manzana' |
| 1716 | G/A | Manzana. | M | | |
| 1717 | G/A | Escribe el nombre de eso. | M | | |
| **1718** | | ***Pautos.*** | D | **PA** | pautos 'puertas' |

<u>Sesión N° 47</u> (28/02/11) (8;6/0;4)

Sigue sin incluir el verbo al escribir la oración. Aunque su comprensión ha avanzado considerablemente, su producción es primitiva: no utiliza los verbos y escribe uno o dos sustantivos y algún adjetivo. Hawayek (1997) observa un fenómeno similar en la adquisición de la lengua oral y menciona que, en las primeras emisiones de los niños oyentes, ellos comprenden verbos que aún no forman parte de su lenguaje espontáneo y tampoco los repiten
al hablar.

*— La niña leche ✓*
*Toma*

Continúa con la repetición de palabras cuando quiere indicar el plural – como se muestra en el siguiente ejemplo, en donde la respuesta esperada era *los niños comen sopa* (=3)–, aunque identifica el plural al leerlo (1 817/1 818):

*—El niña niño niño sopa come*

| 1817 | L | Junta dos pelotas. | D | | |
|---|---|---|---|---|---|
| 1818 | | Separa las pelotas. | D | | |

En el ejemplo siguiente no escribe el verbo sino el adverbio *arriba* para indicar que en la foto que está describiendo *la mamá*

*La mamá arriba arriba brinca ✓*

*brinca*. Daniela está aprendiendo cómo funcionan las palabras y las está ordenando en su mente para después poder utilizarlas gramaticalmente. En el ejemplo siguiente utiliza una palabra que conoce (*arriba*) para indicar lo que hace la mamá de la foto que le mostré. De los datos que dispone, utiliza la palabra *arriba* para indicar lo que quiere decir. A continuación, le corrijo la palabra *arriba* y le escribo el verbo *brinca*.

Romero y Rodríguez (*apud* Barriga 2003), consideran que la elaboración conceptual metafórica va evolucionando durante el proceso de adquisición de la lengua en el niño. En su artículo, ellas mencionan a Winner (1979, *apud* Barriga 2003), quien considera que, en las primeras etapas del desarrollo lingüístico, los niños sobreextienden (Winner 1979: 475) algunos conceptos y nombran a todas las figuras similares por igual, pero que, cuando los niños saben el nombre de una figura y usan otra palabra para nombrarla, entonces surge en ellos esta *habilidad rudimentaria* llamada metáfora, que completa su desarrollo conforme avanza su proceso de adquisición (ibíd.).

En esta investigación pude observar como Daniela busca la palabra adecuada para describir a personas o eventos y usa la metáfora para referirse a objetos que, aunque sabía que se llamaban diferente, los nombra con otra palabra porque no recuerda el nombre correcto, como se observa en los siguientes dos ejemplos:

| 7660 | El niño con *rama*. | en lugar de | El niño con rastas. |
| 4985 | Karla es *largo*... | en lugar de | Karla es alta... |

Winner (1979 *apud* Barriga 2003), menciona que los niños pequeños pueden producir símiles uniendo categorías divergentes en *juegos metafóricos* a edades tempranas. En estos ejemplos, la niña emplea la metáfora como recurso expresivo y basa sus respuestas en similitudes icónicas. La niña tiene la capacidad de percibir y expresar el conocimiento que posee del mundo para referirse a un objeto.

<u>Sesión N° 49</u> (2/03/11) (8;7/0;5)

Por primera vez utilizo oraciones ambiguas en las que la niña solo reconoce un significado, luego le proporciono el otro y le antepongo el signo de *número* (#) para indicar que la oración es ambigua (Radelli 2000: 13).

Sesión N° 53 (9/03/11) (8;7/0;5)

Persiste la agramaticalidad en la concordancia entre el nombre y el adjetivo (*mi blusa es blanco*), concordancia que en el ejemplo (2 104) le señalo con un guión debajo de la palabra. Además, en sus respuestas muestra desconocimiento del intercambio de persona en el uso del posesivo: a continuación de su respuesta yo escribo el posesivo que corresponde (2 105). Con las oraciones que le escribo la niña puede leer otro tipo secuencia del español distinta a la imperativa, la declarativa.

| 2103 | | ¿De qué color es *mi* blusa? | **M** | | |
|---|---|---|---|---|---|
| 2104 | G/A | mi blusa es blanca. | **D** | **A** | No concordancia. |
| 2105 | | **Tu** blusa es blanca. | **M** | | |

En esta misma sesión reconoce el significado de *los* como *todos* (2 107):

| 2106 | A/P | Dame **los** colores. | D | | |
|---|---|---|---|---|---|
| **2107** | | Dame **los** colores verdes. | D | | |

Sesión N° 60 (24/03/11) (8;7/0;5)

Comprende las preguntas y responde correctamente sin copiar –responde con artículo definido mientras que la orden tiene un indefinido– aunque en esta etapa del proceso sigue sin incluir el verbo en sus respuestas.

```
                                    24 marzo 2011
Dibuja un círculo. O                              D
¿Qué dibujaste? - El círculo
Saca un círculo de la caja.
¿Qué sacaste de la caja? - El círculo
¿De qué colores es el círculo? - El círculo rojo
                                 - rojo
```

## EVALUACIÓN DEL PRIMER BLOQUE

Realicé una evaluación para observar su conocimiento de vocabulario. Quería comprobar si Daniela conocía más palabras de las que sabía cuando comenzamos con logogenia, y también quería ver cuántas de ellas podía escribir correctamente. Para ello amplié la lista utilizada en la primera evaluación en 200 palabras y la dividí en dos secciones: una para la comprensión y otra para la producción. La prueba de comprensión reunía los 200 dibujos en dieciséis páginas, cada una de ellas con trece dibujos, y en la parte izquierda los nombres de los trece objetos. La niña debía unir cada palabra con su respectivo dibujo. A continuación muestro dos páginas de esta prueba: la de comprensión primero y, posteriormente, la de producción; el resto de la prueba se encuentra en el anexo.

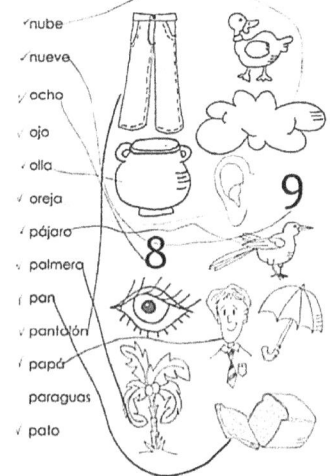

Esta página muestra una de las hojas de la prueba de producción, que consta de quince páginas, con doce o catorce dibujos en cada una de ellas y líneas a un lado. La niña debía escribir el nombre correspondiente a cada uno de los dibujos.

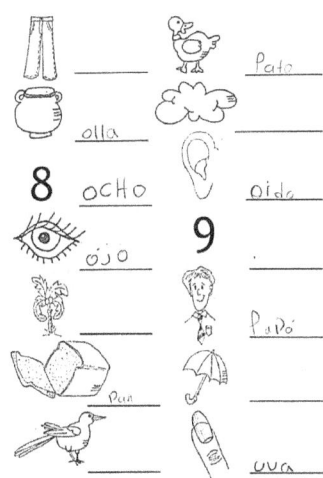

Al comparar esta evaluación con la primera (ver la pág. 33 de este libro), pude observar que aumentó su vocabulario en más del doble en cinco meses. Al comienzo del trabajo con logogenia, Daniela reconocía por escrito aproximadamente 53 palabras y solo escribía correctamente 23 de ellas; después de trabajar durante 68 sesiones, unas 34 horas aproximadamente, los resultados obtenidos mostraron que reconoce 149 de los 200 objetos de la prueba y pudo escribir correctamente el nombre de 97 de ellos; además, en esta etapa del proceso ya no rellena los espacios con palabras inventadas, los deja en blanco si no conoce la respuesta.

A continuación muestro la gráfica con los resultados obtenidos en esta prueba.

**Gráfica 1. Comprensión y producción de vocabulario**

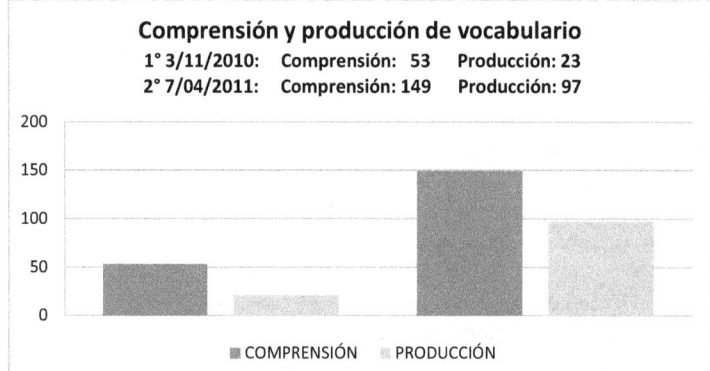

## SEGUNDO BLOQUE

Las sesiones de logogenia no tienen un tema específico e individual que los niños deban aprender, no son semejantes a una clase escolar en la que se tienen objetivos mediatos e inmediatos en donde los maestros se proponen que sus alumnos aprendan alguna lección en particular. La logogenia tiene un solo objetivo, que consiste en acercar la lengua de su comunidad oyente al niño por medio de los pares mínimos para que la adquiera. Los logogenistas no hacemos que los niños repitan y aprendan palabras de memoria sino, como dice Humboldt [1990 (1836): 79], "es un crecimiento de la capacidad del lenguaje. En los niños no se da, pues, un aprendizaje mecánico del lenguaje, sino un desarrollo de su capacidad lingüística (ibíd.: 80)".

Las observaciones que expongo de las sesiones sirven como muestra del proceso de adquisición de una niña sorda en particular.

En este segundo bloque expongo de la sesión 66 a la 142 y desde el 5 de abril de 2011 al 28 de octubre del mismo año.

Leer y comprender con Logogenia

Sesión N° 66 (5/04/11) (8;8/0;6)

Trabajamos con oraciones subordinadas y, en general, comprendió lo que le pedía (2 658/2 660). Las órdenes que no ejecuta (2 659/2 661) están asociadas a su desconocimiento de los verbos *bajar* y *subir*.

| 2658 | NP | Busca a un señor que esté hablando por teléfono. | D |
|---|---|---|---|
| 2659 |  | Busca a un señor que esté **bajando** las escaleras. | O |
| 2660 | L | Busca a un niño que esté bajando las escaleras. | D |
| 2661 |  | Busca a un niño que esté **subiendo** las escaleras. | O |

Sesión N° 71 (15/04/11) (8;8/0;6)

Incluyó la conjunción *y* en una de sus respuestas, sin ejemplo previo.

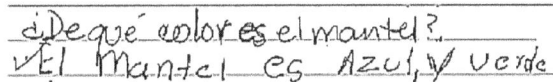

Sesión N° 74 (6/05/11) (8;9/0;7) Trabajo en el cuaderno.

Daniela comienza a interesarse en el lenguaje, incrementa notablemente su vocabulario y, según su madre, constantemente pregunta el nombre de las cosas. Por las noches se acuesta siempre con un libro para leer. Una muestra del aumento en su vocabulario nos lo dan los siguientes ejemplos, en los que reconoce palabras como *espejo*, *gancho* y el verbo *colgar*, con las que no habíamos trabajado en sesiones anteriores.

| 2933 | L | Dame el **espejo**. | D |
|---|---|---|---|
| 2934 |  | Dame el **gancho**. | D |
| 2935 | L | **Cuelga** el suéter en el gancho. | D |
| 2936 |  | Cuelga el calcetín en el gancho. | D |
| 2937 | O | Cuelga el gancho en el calcetín. | D |

Sesión N° 80 (1/06/11) (8;10/0;8)

Aproximadamente a las 40 horas de estar en contacto con la lengua mediada por la logogenia, Daniela ya reconoce algunos de los pronombres enclíticos (3 110 a 3 114).

| 3110 | L | Tóma**te** una foto enojada. | M | | |
| 3111 | | Tóma**te** una foto llorando. | D | | |
| 3112 | | Tóma**le** una foto a un plumón verde. | D | | |
| 3113 | F | Tóma**te** una foto con un plumón verde. | D | | |
| 3114 | | Tóma**me** una foto con un plumón verde. | D | | |

Sesión N° 81 (3/06/11) (8;10/0;8)

La niña continúa utilizando la preposición *de* en lugar del verbo (3 171):

| 3170 | NP | ¿Qué tiene el niño en la mano? | M | |
|---|---|---|---|---|
| 3171 | G/A | El niño **de** Pesca | D | A |
| 3172 | G/A | El niño tiene un pescado. | M | |

Sesión N° 82 (8/06/11) (8;10/0;8)

Es la primera ocasión en que ejecuta las dos órdenes correspondientes a los significados de una oración ambigua. La respuesta que esperaba era que la niña me entregara dos dados blancos y tres dados rosas y en su lugar me entregó tres flores y dos dados blancos. En cuanto le puse el signo de número (#) –signo que, como se recordará, Radelli utiliza para marcar la ambigüedad– antepuesto a la oración, supo que era una oración ambigua y realizó la orden correspondiente al segundo significado contenido en la oración.

| 3182 | A | #Dame dos dados blancos y tres rosas. | D/D | | |

En esta sesión se puede observar que sus respuestas ya incluyen el artículo definido e indefinido en forma gramatical, en concordancia con el nombre y en frases cuyo referente no es un término de parentesco, como cuando comenzó la investigación. Le mostré varios objetos y la niña escribió sus nombres:

```
¿Qué es esto?
La mesa
La silla
El avión
El anillo
Un anillo.
Un dado
Una muñeca
Un cuchillo
Una cuchara
```

Sesión N° 90 (23/06/11) (8;10/0;8)

Puede comprender algunas oraciones con estructuras subordinadas que incluyen vocabulario sencillo y conocido por ella (3 495 a 3 500). Las palabras que desconoce en estas oraciones son *duende, voltea, tarjeta* y *patinando*.

| 3495 | L | Pon dos fichas azules en el **duende** que está llorando. | M | | |
| 3496 | | Pon dos fichas azules en la señora que está llorando. | D | | |
| 3497 | L | **Voltea** la **tarjeta** de la niña que está durmiendo. | M | | |
| 3498 | | Voltea la tarjeta del duende que está durmiendo | D | | |
| 3499 | L | Voltea la tarjeta del duende que está caminando | D | | |
| 3500 | | Voltea la tarjeta del duende que está **patinando**. | M | | |

Sesión N° 99 (13/07/11) (8;11/0;9)

Daniela conoce el significado del verbo *jugar*, es de los pocos verbos que escribe junto con *comer* o *nadar*, y cuando le pregunté por lo que estaba haciendo su hermano, lo escribió en gerundio, copiando la forma de los demás verbos con los que estábamos trabajando en esa sesión.

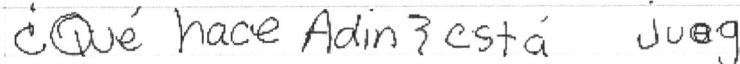

Un dato curioso de esta misma sesión, y que muestro en el siguiente ejemplo, fue que Daniela escribió *saltand**a***, haciendo concordar el gerundio con la palabra *niñ**a***. Dado que Daniela está en proceso de adquirir el español, este ejemplo de concordancia de gerundio es una muestra de que el proceso de adquisición lingüística se realiza mediante la adquisición de reglas de gramática y su subsecuente generalización analógica. Más adelante Daniela asumirá que los gerundios del español son formas morfológicamente invariables que no marcan distinciones de género y número.

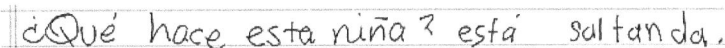

Sesión N° 109 (2/08/11) (9;0/0;10)

En esta sesión trabajamos con la oposición gramatical/agramatical. Le señalé las oraciones agramaticales con asterisco (★), que indica la agramaticalidad de la frase u oración. Daniela debía escribir gramaticalmente las oraciones. Realizar este tipo de ejercicio es una manera de trabajar con esta oposición en logogenia y nos permite reconocer si los niños saben o no español. Si un niño puede volver gramaticales oraciones que deliberadamente se le han dado agramaticales, podremos confirmar que efectivamente está adquiriendo la lengua. A continuación incluyo la copia de la sesión y la evalúo.

Los cuatro primeros pares de oraciones los escribe correctamente y revelan su reconocimiento de la gramaticalidad de las estructuras. En el quinto par de oraciones: ★*niño el come,* repite la misma oración y escribe ★*niño el come* y encima de la palomita (✔) le escribo un asterisco (★) indicándole la agramaticalidad;

inmediatamente la niña corrige y escribe ✔*come el niño* y, aunque la oración no representa el orden canónico del español, es gramatical. En el siguiente par de oraciones sucede lo mismo, le escribo ★*corre patos los* y Daniela escribe ★*los patos corres*, haciendo concordar el verbo con el nombre y el artículo, le escribo el asterisco (★) mostrándole que es agramatical y le subrayo las letras *s* en *los patos*. Daniela corrige, tacha la *s* y escribe la *n*: ✔ *los patos corresn.*

```
★ Mis zapato es rojo.
✔ Mi zapato es rojo

★ Adin tienen pelo negro.
✔ Adin tiene pelo negro.

★ El silla
✔ La silla

★ Mi vestido son azul.
✔ Mi vestido es azul.

★ Niño el come
★ Niño el come
✔ ★ come el niño
★ Corre patos los
✔ ★ los patos corresn

★ Mamá papá ama mi a mi
mi mamá ama a mi papá
```

## Leer y comprender con Logogenia

<u>Sesión N° 119</u> (29/08/11) (9;0/0;10)

En esta sesión utilicé el juego de tarjetas *Syntax*[14]. Es un material didáctico que consiste en tarjetas con dibujos en los que cambia un solo elemento en cada una de ellas –en las oraciones abajo escritas se puede apreciar la diferencia que existe en algunas de las tarjetas– como recurso material para trabajar la sintaxis utilizando los pares mínimos. Pongo las tarjetas separadas sobre la mesa de trabajo y la niña localiza la tarjeta que le pido leyendo las órdenes escritas en el pizarrón. Las respuestas fueron todas correctas.

| | | | |
|---|---|---|---|
| 4695 | A/P | Toca a un niño. | D |
| 4696 | | Toca a un niño con lentes. | D |
| 4697 | S | Toca a un niño sin lentes. | D |
| 4698 | S | Toca a un niño con gorra. | D |
| 4699 | | Toca a un niño sin gorra. | D |
| 4700 | A/P | Toca a una niña. | D |
| 4701 | | Toca a una niña con lentes. | D |
| 4702 | L | Toca a una niña con sombrero. | D |
| 4703 | | Señala a una niña con sombrero. | D |
| 4704 | L | Señala a una niña con lentes. | D |
| 4709 | A/P | Señala a una niña que tira una pelota. | D |
| 4710 | | Señala a una niña con sombrero que tira una pelota. | D |
| 4711 | S | Señala a una niña con sombrero que tira una pelota en una caja. | D |
| 4712 | | Señala a una niña sin sombrero que tira una pelota en una caja. | D |
| 4713 | L | Señala a una niña con sombrero que tira una pelota en una bolsa. | D |
| 4714 | | Señala a una niña con sombrero que tira un zapato en una bolsa. | D |

---

[14] Monfort, Marc y Juárez, Adoración. 2002. *Syntax. Un soporte para la comunicación referencial y la construcción de predicados.* Ediciones Entha. Madrid, España.

| 4715 | L | Señala a una niña con sombrero que tira un zapato en una caja. | D |
|------|---|---|---|
| 4716 | L | Señala a una niña con lentes que dibuja una casa. | D |
| 4717 | | Señala a una niña con lentes que dibuja una manzana. | D |
| 4718 | L | Señala a una niña con lentes que dibuja una manzana con un lápiz. | D |
| 4719 | | Señala a un niño con lentes que dibuja una casa con un lápiz. | D |

Sesión N° 122 (1/09/11) (9;1/0;11)

> ¿Cómo se llama el cuento?
> La flauta de Isaías.
> Toca a Isaías.
> Toca la flauta.
> ¿De qué color es la flauta?
> roja.
> ¿Quién le dio la flauta a Isaías?
> Su-papá

Como en sesiones previas trabajamos con preguntas relativas a un cuento que leímos juntas, en esta sesión retomé el tema. Las respuestas muestran comprensión de lo leído. En primer lugar, le hice una pregunta que contestó correctamente.

Las oraciones posteriores son un par mínimo lexical:

**L** | Toca a Isaías.
Toca la flauta.

Fueron dos órdenes que le escribí para comprobar si realmente sabía quién era Isaías y si sabía qué era una flauta y su respuesta fue correcta. La respuesta a la tercera pregunta es agramatical por estar incompleta. Le escribí un guion antes de su respuesta y escribió el posesivo correctamente: _su papá_. Cabe hacer notar que en el guion pudo haber escrito un artículo y sin embargo la niña ya manifiesta conocimiento de la opcionalidad del posesivo.

Sesión N° 126 (9/09/11)
(9;1/0;11)

En esta sesión hay dos datos interesantes de su proceso de adquisición. Por un lado, reconoce la coordinación en dos tipos de estructuras diferentes: entre sintagmas y construcciones proposicionales. Por otro lado, se observa su intención comunicativa lingüística cuando solicita ella sola, en forma espontánea y totalmente gramatical, que le señale el techo para poder dibujar el pájaro.

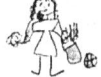

Sesión N° 128 (15/09/11) (9;1/0;11)

```
Escribe cómo es tu papá.                              M
Papá es grodo y tiene pelo nergo           D
         gordo.              negro.                   M

Escribe cómo es Adin.
Adin es M, hermano                                    D
Adin es un niño.                                      M
Adin es chico y tiene el pelo negro.                  M

Escribe cómo es tu hermana.
Karla es mi hermana                                   D
Karla es una niña                                     D
Karla es largo  y flaca. y tiene pelo negro. D
          alta.
```

Ante el requerimiento de que describiera a algunas personas, con el propósito de que comience a escribir oraciones y poder verificar si las escribe correctamente, la niña produce construcciones gramaticales: verbos conjugados en concordancia con el sujeto y uso de la conjunción *y* para la coordinación de estructuras oracionales y de sintagmas.

Sesión N° 130 (20/09/11) (9;1/0;11)

La logogenia se trabaja en silencio y por escrito; cuando quiero pedirle algo a Daniela se lo escribo y se lo muestro, ella lo lee y realiza la orden, pero en este ejercicio la niña leyó en voz alta las órdenes y al leer la palabra *mis* (5 059) se confundió y me señaló con el dedo, y cuando leyó *tus* (5 060) se señaló a sí misma. La niña está confundiendo el cambio de referencia en términos de los roles de hablante y "leyente".

| 5057 | L | Toca la cabeza de mi perro con una mano. | D | | |
| 5058 | | Toca la cabeza de mi perro con dos manos. | D | | |
| **5059** | S | Toca la cabeza de **mi** perro con **mis** dos manos. | D | | |
| **5060** | | Toca la cabeza de **mi** perro con **tus** dos manos. | D | | |

Sesión N° 131 (27/09/11) (9;1/0;11)

En esta sesión observé una actitud reflexiva sobre la lengua por parte de la niña ya que cuando leyó la palabra *tijeras* le preguntó con señas a su madre por qué la palabra termina con *s* si solo es una.

Sesión N° 136 (10/10/11) (9;2/1;0)

Continúa duplicando el nombre para indicar plural.

¿Qué pusiste adentro del vaso?
-el frasco y el frasco
√ dos frascos.
√ Los frascos.

Sesión N° 139 (18/10/11) (9;2/1;0)

En esta sesión trabajamos con la descripción de imágenes. Dejó en blanco el espacio que corresponde al verbo en la oración *Ella ___ en el teléfono* que luego completé –antes, en ocasiones, ponía en lugar del verbo la preposición *de*–. Otro dato

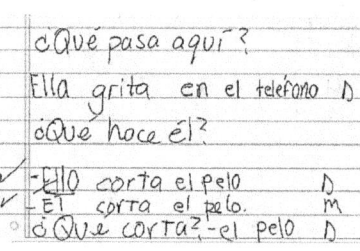

¿Qué pasa aquí?
Ella grita en el teléfono D
¿Qué hace él?
√ Ello corta el pelo D
√ El corta el pelo. m
○ ¿Qué corta?-el pelo D

interesante sobre su proceso de adquisición es que escribió *ello* para referirse a *él*, cuando antes había escrito *ella* y también en esta oración dejó en blanco el espacio del verbo en la oración *Ello ___ el pelo* y yo lo completé.

## EVALUACIÓN DEL SEGUNDO BLOQUE

Tomé como segundo bloque 72 sesiones que tuvieron lugar desde el 5 de abril de 2011 hasta el 28 de octubre del mismo año, es decir, durante aproximadamente seis meses. Al finalizar, y para efectuar un seguimiento del proceso de adquisición del caso, diseñé una prueba que pudiera dar cuenta del estado lingüístico que la niña poseía en ese momento y compararlo con el de sus compañeros de salón, que no recibieron logogenia –salvo un caso que fue tomado en forma paralela al de Daniela pero que no es objeto de análisis en esta investigación– y que hicieron simultáneamente la misma prueba.

## PLANIFICACIÓN DE LA PRUEBA

Al cumplir un año de trabajo con el método, realicé una evaluación a todo el grupo de alumnos que acompañan diariamente a Daniela. Era necesario evaluar el trabajo que realizo con la niña y compararlo con el español escrito de sus compañeros que no recibieron logogenia, pero que, sin embargo, trabajan en español, son evaluados en español y sus libros están en español. Estos diez niños sordos, sus familiares y maestros, no saben la lengua de señas. Entre ellos se comunican oralmente en español y con señas caseras o convencionales.[15]

Esta evaluación la llevé a cabo tomando como parámetro algunas pruebas o ejercicios que realizan los niños en las escuelas, a efecto de no ponerlos en desventaja con las actividades a las que Daniela pudiera estar más acostumbrada a realizar durante las sesiones. Las actividades de la prueba fueron inspiradas en evaluaciones realizadas en distintas escuelas, todos ellas correspondientes al 1° y 2° grado de primaria. Otro criterio para la confección de la prueba fue que la misma fuera atractiva, de tal manera que no se sintieran en situación de examen y estuviesen relajados y disfrutando de la actividad. Particularmente tomé en consideración que los ejercicios no requirieran de explicaciones previas por parte de la maestra

---

[15] Es el sistema de comunicación que inventan los niños sordos que nacen dentro de una familia que puede oír.

del grupo para que el conocimiento lingüístico no interfiriera en la ejecución de las actividades.

Previo a la presentación del instrumento apliqué las mismas pruebas –que muestro a continuación– a niños oyentes y sordos que no estuvieran involucrados con esta investigación para medir su eficacia. Elaboré una batería de quince ejercicios sencillos que debían ser respondidos en el tiempo aproximado de una hora; posteriormente apliqué la prueba al grupo completo y de manera simultánea cuidando que los niños no se observaran unos a otros.

## EL INSTRUMENTO

La estructura de la prueba presentaba quince ítems consecutivos donde pretendía evaluar mediante diferentes actividades las siguientes competencias en español escrito:

I. Orden sintáctico.
II. Reconocimiento del plural y el singular.
III. Reconocimiento de segmentación de palabras en una frase.
IV. Representación pictórica de una oración.
V. Formación de oraciones a partir de palabras.
VI. Comprensión de estructuras complejas.
VII. Reconocimiento del género de artículos definidos en concordancia con el nombre.
VIII. Relación entre objetos, colores y espacio.
IX. Identificación de frases gramaticales y agramaticales.
X. Organización gramatical de frases.
XI. Uso correcto de la concordancia de género del artículo indefinido.
XII. Comprensión de oraciones varias.
XIII. Comprensión de un párrafo.
XIV. Evaluación de vocabulario.
XV. Comprensión de preguntas y órdenes.

## PROCESAMIENTO DE LOS DATOS

La edad de los compañeros del salón de clases de Daniela a los que les apliqué la prueba es de entre seis y nueve años. Daniela, de nueve años de edad, es coetánea de sus compañeros de segundo de primaria. Ella y otro niño de primero recibieron un año de terapia sistemática de logogenia; otros dos habían tenido sesiones esporádicas y el resto nunca fue expuesto al método. Asimismo, Daniela y el grupo de control recibieron terapia de lenguaje en diferentes instituciones y durante distintos periodos de tiempo, salvo Diego, que tenía mejor audición[16]. Los niños de 1°A cursan el primer grado de primaria por primera vez; los de 1°B, lo cursan por segunda ocasión y los que cursan 2°A lo hacen también por primera vez. Así, tanto José Luis, Diego, Sandra y Daniela están cursando su tercer año de primaria. Todos ellos son sordos y forman parte del mismo grupo porque es una forma de atenderlos mejor, ya que tienen las mismas necesidades educativas.

### Datos generales de la muestra

| Nombre | edad | sexo | grado escolar | escuela | terapia lenguaje | meses | logogenia | meses |
|---|---|---|---|---|---|---|---|---|
| KARLA | 6 | F | 1°A | CAM15 | Sí | 72 | No | 0 |
| JESÚS | 6 | M | 1°A | CAM15 | Sí | 12 | Sí | 5 |
| ADIN | 7 | M | 1°B | CAM15 | Sí | 48 | Sí | 12 |
| ÁNGEL | 7 | M | 1°B | CAM15 | Sí | 36 | No | 0 |
| EVELYN | 7 | F | 1°B | CAM15 | Sí | 48 | No | 0 |
| ESTHER | 7 | F | 1°B | CAM15 | Sí | 36 | No | 0 |
| **Datos de segundo de primaria** | | | | | | | | |
| JOSÉ LUIS | 8 | M | 2°A | CAM15 | Sí | 24 | No | 0 |
| DIEGO | 8 | M | 2°A | CAM15 | No | 0 | Sí | 5 |
| SANDRA | 9 | F | 2°A | CAM15 | Sí | 72 | No | 0 |
| DANIELA | 9 | F | 2°A | CAM15 | Sí | 72 | Sí | 14 |

A continuación muestro los ejercicios de la evaluación que se le realizaron al grupo completo:

---

[16] El niño nació con una pérdida auditiva de moderada a profunda.

I. *Orden sintáctico*: se presentaron cinco oraciones indicando con un tache que estaban estructuradas agramaticalmente y, a la altura de cada una de ellas, una palomita indicando que a continuación debían escribirla en forma gramatical.

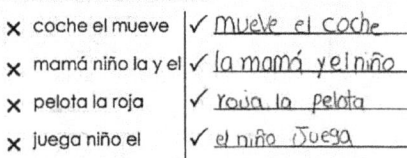

I. Escribe bien las oraciones.

- ✗ coche el mueve — ✓ *mueve el coche*
- ✗ mamá niño la y el — ✓ *la mamá y el niño*
- ✗ pelota la roja — ✓ *roja la pelota*
- ✗ juega niño el — ✓ *el niño juega*
- ✗ perro el come — ✓ *el perro come*

Esta actividad solo fue resuelta por Daniela y Adin –el niño que también recibió logogenia– la primera con alrededor de 80% de aciertos y el último con menos de 40%.

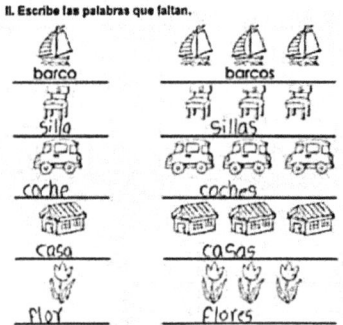

II. Escribe las palabras que faltan.

II. *Reconocimiento de singular y plural*: se mostraron cinco dibujos diferentes de manera unitaria y conjunta para que, a partir de un ejemplo previo de muestra, escribieran el nombre correspondiente.

La actividad solo fue resuelta por tres niños, Daniela y otro niño de segundo grado con 100% de aciertos y un niño de primero con 50% de aciertos.

III. *Reconocimiento de segmentación de palabras en una frase*: a partir de un ejemplo modelo, los alumnos tenían que colocar diagonales al final de cada palabra y luego reescribir la oración de manera correcta.

Esta actividad dio 100% de aciertos para Adin –el otro niño que recibió logogenia– y 80% para Daniela y Diego –el niño con más audición–.

III. Separa las palabras y escribe bien la oración.

La/pelota/azul.
*La pelota azul.*

Elcochelespequeño.
*El coche es pequeño.*

Elvasoserompió.
*El vaso se rompió.*

Lamochilaesrosa.
*La mochila es rosa.*

Elperroesmio.
*El perro es mío.*

Elniñocomeunpan.
*El niño come un pan.*

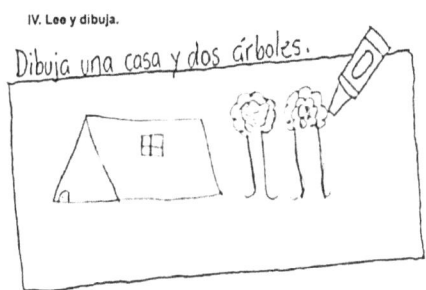

IV. *Representación pictórica de una oración*: a partir de la lectura de una orden escrita en forma de oración simple debían representar mediante un dibujo la oración comprendida.

La actividad fue resuelta al 100% por cuatro niños, Adin y un compañero de primero, y luego Daniela y Diego.

V. *Formación de oraciones a partir de palabras*: les presenté artículos, nombres y adjetivos para que los alumnos los unieran formando oraciones gramaticales que solo permitían una opción posible.

La actividad produjo 100% de aciertos para Daniela y 25% para el otro niño con logogenia, los demás niños no realizaron ninguna de las oraciones.

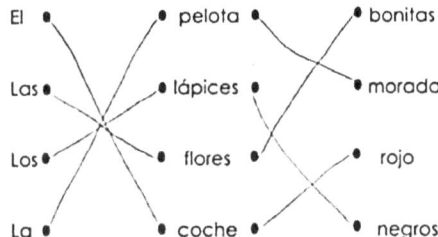

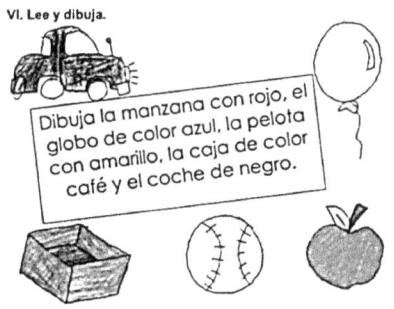

VI. *Comprensión de estructuras complejas*: en esta actividad se presentó una orden con varias construcciones coordinadas y yuxtapuestas. El niño debía comprender el significado de cada una de las construcciones atendiendo a la puntuación, preposiciones y conjunciones y colorear el objeto correspondiente.

Daniela obtuvo 100% de aciertos y un poco menos para otros dos compañeros, el de segundo (80%), luego el de primero, Adin, con 20%.

VII. *Reconocimiento del género de artículos definidos*: se presentaron diez estímulos de frases con la marca de incorrecto para que el niño escribiera abajo de manera correcta y en concordancia con el sustantivo que aparece.

La actividad solo fue resuelta por Daniela y Adin con 100 y 30%, respectivamente, y sus demás compañeros no respondieron a ninguna de ellas.

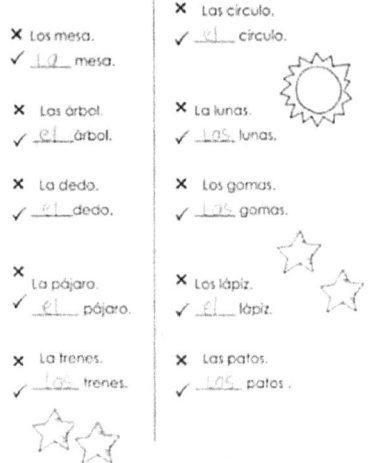

VIII. *Lee y dibuja.*

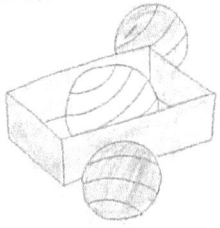

VIII. *Relación entre objetos, colores y espacio*: el niño debía leer una oración compleja y colorear los objetos como se indica en la oración.

Esta actividad la respondió Diego con 100% y Adin con 33%. Daniela no la contestó correctamente.

IX. *Identificación de frases gramaticales y agramaticales*: contiene diez estímulos formados por frases de artículo y nombre con las opciones de masculino, femenino, singular y plural para que los niños colocaran un tache o palomita correspondiente.

Esta actividad fue ejecutada por cuatro niños: tres de segundo y uno de primer grado. Daniela obtuvo 100%, Adin 60%, una niña de segundo 40% y Diego 30%, los demás niños no contestaron.

Leer y comprender con Logogenia

✗ El coche roja.
✓ El coche rojo
✗ La niña pequeño.
✓ La niña pequeña
✗ El ojo amarilla.
✓ el ojo amarillo
✗ El lápiz cuadrada.
✓ el lápiz cuadrado
✗ La vaca blanco.
✓ La vaca blanca

X. *Organización gramatical de frases:* les presenté cinco frases agramaticales, en donde no había concordancia entre los nombres y los adjetivos para que el niño las escribiera correctamente.
La actividad solo tuvo a Daniela y Adin como protagonistas, con 100% de respuestas correctas.

XI. *Uso correcto de la concordancia de género del artículo indefinido:* les solicité la escritura del artículo indefinido *un* o *una* según correspondiera a la palabra presentada.
Esta actividad la respondieron tres niños, Daniela tuvo 100% de aciertos, Adin 60% y Diego 10%.

**XI.** Escribe *un* o *una* en donde corresponda.

| un | perro | una | silla |
| un | sol | una | mesa |
| un | libro | una | flor |
| una | goma | una | pelota |
| un | niño | un | lápiz |

XII. *Comprensión de oraciones varias:* les presenté cuatro oraciones con sus respectivos dibujos para que el niño coloreara o tachara los elementos del dibujo referidos en la oración.
En esta actividad Daniela y Adin tuvieron 75% de respuestas correctas, otra niña de segundo obtuvo 50% y Diego 100%.

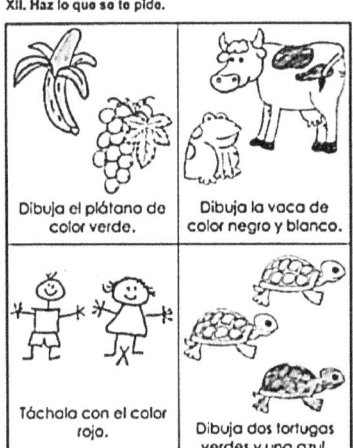

**XIII. Lee y dibuja lo que te piden.**

Dibuja a un niño con un pantalón negro y zapatos cafés. Dibújale un coche en una mano y una pelota en la otra.

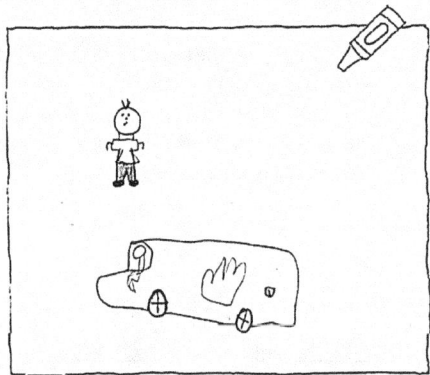

XIII. *Comprensión de un párrafo*: presenté una orden para que realizaran un dibujo mediante dos oraciones cuya complejidad estaba determinada por el reconocimiento de la relación sintáctica de los elementos oracionales.

La actividad tuvo los mismos protagonistas que la actividad XII, pero con porcentajes de 83% para Daniela y Diego, cada uno, y de 67 y 50% para Adin y la otra niña de segundo, respectivamente.

**XIV. Lee y une la palabra con el dibujo.**

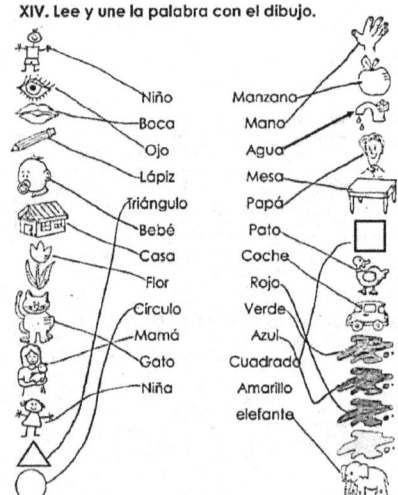

IV. *Evaluación de vocabulario*: les pedí a los niños que unieran los dibujos con el nombre correspondiente.

Esta actividad evaluó únicamente vocabulario y es el único ejercicio que registró respuestas en todos los casos, aunque solo Daniela y Adin respondieron el 100%.

XV. *Comprensión de preguntas y órdenes*: a partir de la observación de una imagen el alumno debía responder preguntas con órdenes de diferente forma sintáctica y la comprensión de una oración ambigua.
Esta última actividad dio mejor porcentaje a Daniela –75%– y luego a Adin y Diego, con 38%.

**XV. Lee y responde las preguntas.**

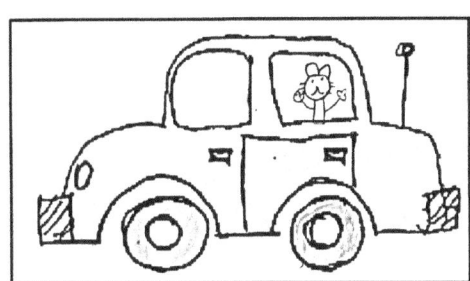

1. ¿Qué es esto? _coche_
2. ¿De qué color es? _negro_
3. ¿Cuántas llantas tiene? _llantas_
4. Coloréale las llantas, una roja y la otra verde.
5. Tacha la llanta verde con el color café.
6. ¿De qué color son las llantas? _verde y rojo_
7. Dibuja un gato en la ventana del coche y coloréalo con amarillo.
8. ¿De qué color es el gato? _gris_

A continuación, muestro dos tablas con los resultados que obtuvieron los niños en la evaluación; la primera contiene la cantidad de aciertos en cada una de las pruebas anteriores y la segunda con el porcentaje de la evaluación:

**Número de aciertos por actividad**

| PRIMERO | I | II | III | IV | V | VI | VII | VIII | IX | X | XI | XII | XIII | XIV | XV | Total de aciertos |
|---|---|---|---|---|---|---|---|---|---|---|---|---|---|---|---|---|
| KARLA | 0 | 0 | 0 | 0 | 0 | 0 | 0 | 0 | 0 | 0 | 0 | 0 | 0 | 3 | 0 | 3 |
| JESÚS | 0 | 0 | 0 | 0 | 0 | 0 | 0 | 0 | 0 | 0 | 0 | 0 | 0 | 10 | 0 | 10 |
| ADIN | 2 | 0 | 5 | 2 | 1 | 1 | 3 | 1 | 6 | 5 | 6 | 3 | 0 | 24 | 0 | 59 |
| ÁNGEL | 0 | 2 | 0 | 2 | 0 | 0 | 0 | 0 | 0 | 0 | 0 | 0 | 0 | 17 | 0 | 21 |
| EVELYN | 0 | 0 | 0 | 0 | 0 | 0 | 0 | 0 | 0 | 0 | 0 | 0 | 0 | 3 | 0 | 3 |
| ESTHER | 0 | 0 | 0 | 0 | 0 | 0 | 0 | 0 | 0 | 0 | 0 | 0 | 0 | 3 | 0 | 3 |
| **SEGUNDO** | **I** | **II** | **III** | **IV** | **V** | **VI** | **VII** | **VIII** | **IX** | **X** | **XI** | **XII** | **XIII** | **XIV** | **XV** | |
| JOSÉ LUIS | 0 | 0 | 0 | 0 | 0 | 0 | 0 | 0 | 0 | 0 | 0 | 0 | 0 | 1 | 0 | 1 |
| DIEGO | 0 | 4 | 4 | 2 | 0 | 4 | 0 | 3 | 0 | 0 | 1 | 4 | 4 | 23 | 1 | 50 |
| DANIELA | 4 | 4 | 4 | 2 | 4 | 5 | 10 | 0 | 10 | 5 | 10 | 3 | 5 | 24 | 5 | 95 |
| SANDRA | 0 | 0 | 0 | 0 | 0 | 3 | 1 | 0 | 0 | 0 | 0 | 2 | 3 | 10 | 0 | 19 |

**Porcentaje de aciertos por actividad**

| Primero | I | II | III | IV | V | VI | VII | VIII | IX | X | XI | XII | XIII | XIV | XV | Total % |
|---|---|---|---|---|---|---|---|---|---|---|---|---|---|---|---|---|
| KARLA | 0 | 0 | 0 | 0 | 0 | 0 | 0 | 0 | 0 | 0 | 0 | 0 | 0 | 13 | 0 | .9 |
| JESÚS | 0 | 0 | 0 | 0 | 0 | 0 | 0 | 0 | 0 | 0 | 0 | 0 | 0 | 42 | 0 | 2.8 |
| ADIN | 40 | 0 | 100 | 100 | 25 | 20 | 30 | 33 | 60 | 100 | 60 | 75 | 67 | 100 | 38 | 56.5 |
| ÁNGEL | 0 | 50 | 0 | 100 | 0 | 0 | 0 | 0 | 0 | 0 | 0 | 0 | 0 | 71 | 0 | 14.7 |
| EVELYN | 0 | 0 | 0 | 0 | 0 | 0 | 0 | 0 | 0 | 0 | 0 | 0 | 0 | 13 | 0 | .9 |
| ESTHER | 0 | 0 | 0 | 0 | 0 | 0 | 0 | 0 | 0 | 0 | 0 | 0 | 0 | 13 | 0 | .9 |
| **Segundo** | **I** | **II** | **III** | **IV** | **V** | **VI** | **VII** | **VIII** | **IX** | **X** | **XI** | **XII** | **XIII** | **XIV** | **XV** | |
| J. LUIS | 0 | 0 | 0 | 0 | 0 | 0 | 0 | 0 | 0 | 0 | 0 | 0 | 0 | 4 | 0 | .2 |
| DIEGO | 0 | 100 | 80 | 100 | 0 | 80 | 0 | 100 | 30 | 0 | 10 | 100 | 83 | 96 | 38 | 54.5 |
| DANIELA | 80 | 100 | 80 | 100 | 100 | 100 | 100 | 0 | 100 | 100 | 100 | 75 | 83 | 100 | 75 | 86.2 |
| SANDRA | 0 | 0 | 0 | 0 | 0 | 60 | 0 | 0 | 40 | 0 | 0 | 50 | 50 | 46 | 0 | 16.4 |

## INTERPRETACIÓN DE LOS DATOS

La evaluación realizada mostró, en efecto, importantes avances en el proceso de adquisición de Daniela –y de Adin, por supuesto, aunque su caso no es objeto de análisis en este trabajo–; sus respuestas contrastan notablemente con las de sus compañeros.

Una cuestión a destacar es que todos los compañeros –en mayor o menor porcentaje– registraron respuestas para el ejercicio XIV donde se evalúa únicamente el vocabulario, lo que podría indicar que suelen adquirir el léxico independientemente de la sintaxis en la que aparecen; en muchos casos se trata de palabras que son respondidas afirmativamente en este ejercicio pero que no reconocen en las otras actividades donde aparecen incluidas en estructuras sintácticas.

El ejercicio VIII fue el único en el que Daniela no produjo ninguna respuesta y, buscando alguna explicación a ello, observé que durante la terapia de logogenia la niña presenta ciertas dificultades para interpretar órdenes que indicaban desplazamiento o ubicación espacial.

Finalmente resulta interesante destacar que Diego, el otro niño que obtuvo un importante porcentaje de respuestas, es un caso de hipoacusia moderada, situación que podría haber incidido en la adquisición del lenguaje en forma natural por la vía auditiva.

La siguiente gráfica muestra el resultado del grupo en general. La línea diagonal marca la separación de los niños en sus dos grados escolares, del lado izquierdo están los niños de 1° A y B, y del derecho los del 2°A de primaria.

**Porcentaje total de aciertos**

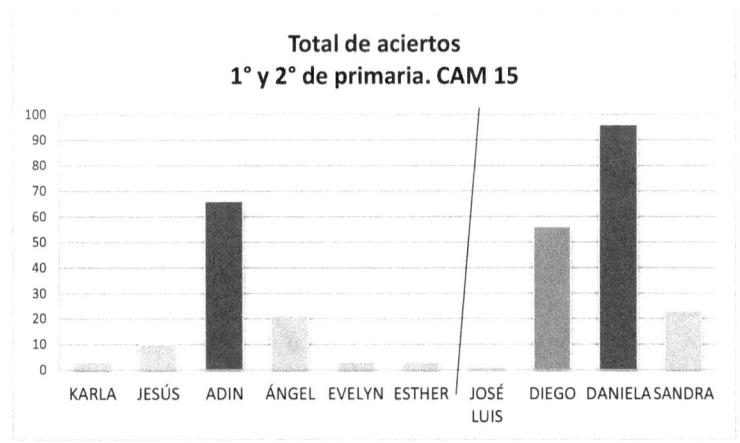

A continuación detallo las sesiones del tercer y último bloque.

## TERCER BLOQUE

(Sesiones 143 a la 208 y desde el 31/10/11 al 11/10/12)

Sesión N° 148 (24/11/11) (9;3;1;1)

La niña debía describir una lámina. Las palabras subrayadas las escribí yo, luego de que ella dejara en blanco el espacio de las palabras que no sabía o que había dejado sin escribir. En esta etapa del proceso Daniela enumera los objetos que observa cuando le pido que describa algo; sin embargo, cuando le ofrezco palabras escritas en papelitos, ella es capaz de formar oraciones gramaticales para describir el evento.

Sesión N° 151 (5/12/11) (9;3;1;1)

Aún requiere de ejemplos para comprender el significado de algunas palabras –las que se presentan, en consonancia con el método de logogenia, en oraciones y no como palabras aisladas–. Pude observar que hay producción personal y no copia; además de que pareciera estar instalado el parámetro de la opcionalidad del sujeto en español, pues aunque el ejemplo tiene el sujeto explícito –*Yo desayuné jugo, café y pan*– inmediatamente después la niña no lo utiliza en su oración –*Desayuné sopa y cereal*–.

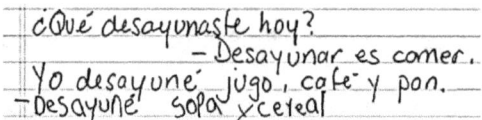

Leer y comprender con Logogenia

Sesión N° 159 (12/01/12)
(9;5/1;3)

Le escribí ocho frases y oraciones agramaticales de diferente tipo y ella las escribió correctamente. Se observa adquisición del orden gramatical en las producciones. Los experimentos de Boysson (1999), acerca de la comprensión, confirman la teoría de que los niños reconocen el orden de palabras tempranamente, aproximadamente a los dieciséis meses de edad, [Golinkoff y Hirsh-Pasek 1991, 1995 *apud* Boysson (1999)].

```
                                    12 enero 2012
* mochilas estas blancas              M
✓ estas mochilas blancas              D
* Nuevos zapatos mis                  M
✓ mis Nuevos zapatos.                 D
* Ventana esa grande                  M
✓ esa ventana grande.                 D
* pelotas las ruedan                  M
✓ las pelotas ruedan.                 D
* Mi mamá caminan mucho               M
* mi mamá mucho caminan.              D
✓ mi mamá camina mucho                D
* las goma blancas                    M
✓ Las gomas blancas                   D
* las coches café                     M
✓ los coches cafés                    D
* Niña Daniela es una.                M
✓ una Niña es Daniela.                D
✓ Daniela es una niña.                M
```

Sesión N° 162 (30/01/12) (9;5/1;3)

```
Pregúntame cuántos perros tengo
¿cuántos perros tienes?
Yo tengo un perro.
Pregúntame cómo se llama.
¿cómo se llama tu perro?
puerco.
Pregúntame de qué color es
¿de qué color es?
café
```

Durante el proceso de desarrollo de una lengua con logogenia le escribo a la niña preguntas, oraciones, adivinanzas, cuentos cortos, descripciones, etc., como una forma de que esté en contacto con la lengua con oraciones distintas a las imperativas y de poder acercarle el español. A los niños les entusiasma poder contestar, preguntar o escribirnos algo que quieran pedirnos o contarnos. Humboldt dice que "La lengua se forma en el habla y hablar es expresar ideas o sensaciones [1990 (1836): 212]". En esta sesión trabajamos con preguntas y respuestas. Pude observar el uso gramatical y espontáneo del pronombre y de la flexión verbal en consonancia con a quién está dirigida la pregunta.

Sesión N° 165 (16/02/12) (9;6/1;4)

Su comprensión va en aumento (6 458/6 459/6 461/6 462) y sus respuestas son gramaticales (6 464/6 466).

| 6457 | NP | Hola, Daniela. | | | |
|------|-----|----------------|---|---|---|
| 6458 | L | Toca el sombrero de una señora gorda. | D | | |
| 6459 | | Toca el sombrero de una señora en moto. | D | | |
| 6460 | I | Este sombrero se llama casco. | M | | |
| 6461 | A/P | Toca la gorra de un niño. | D | | |
| 6462 | | Toca la gorra de un niño en bicicleta. | D | | |
| 6463 | P | ¿De qué color es la gorra del bebé? | M | | |
| 6464 | G/A | blanca | D | G | |
| 6465 | P | ¿De qué color son los lentes del abuelito? | M | | |
| 6466 | G/A | cafés | D | G | |

Sesión N° 166 (20/02/12) (9;6/1;4)

Verifico nuevamente que Daniela comprende construcciones con subordinación (6 493/6 495/6 496/6 497).

| 6493 | NP | Toca al elefante que está sentado. | D | |
|------|-----|-----------------------------------|---|---|
| 6494 | L | Toca un muñequito que esté parado. | M | |
| 6495 | | Toca un muñequito que esté acostado. | D | |
| 6496 | NP | Toca un libro que esté en el suelo. | D | |
| 6497 | NP | Toca un libro que esté en las manos de un niño. | D | |

Sesión N° 179 (7/05/12) (9;9/1;5)

En esta sesión le presenté varios dibujos, algunos de ellos absurdos, para que la niña respondiera espontáneamente a la pregunta ¿*Qué es esto*? y no pude observar grandes avances en la producción de oraciones cuando no le presento un modelo previo. Continúa sin escribir los verbos o las preposiciones que corresponderían a los dibujos. Los estudios que realizaron Gerken, Landau y Remez (1990 *apud* Boysson 1999) muestran que los niños de dieciséis meses no usan espontáneamente las palabras funcionales –artículos, conjunciones y preposiciones– sino que constituyen su habla con sustantivos y algunos artículos.

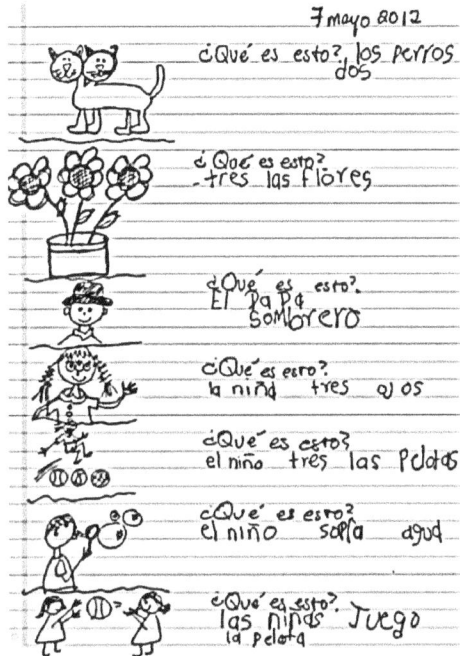

Lo mismo ocurrió durante el resto de esta misma sesión en lo que respecta a la producción; sin embargo, esto contrasta notablemente con la comprensión de la penúltima orden que le escribí: *Dibuja a una señora con un perro adentro de un coche,* que Daniela realiza de manera correcta.

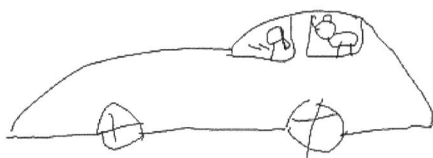

Sesión N° 181 (14/05/12) (9;9/1;5)

Una experiencia interesante fue el trabajo que realizamos en esta sesión, pues la niña se mostró sorprendida ante la posibilidad de ejecutar órdenes que rompieran la lógica. Justo al final del ejemplo pude observar que se anima a dibujar algo absurdo –*Dibuja un dado redondo/ Dibuja un reloj cuadrado/ Dibuja una manzana cuadrada*–

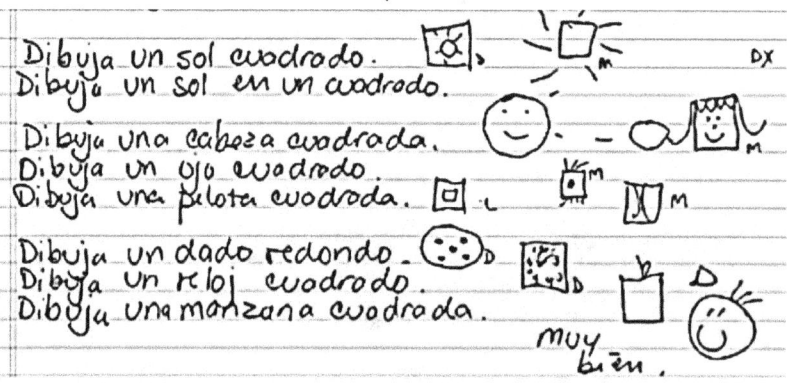

Sesión N° 182 (21/05/12) (9;9/1;5)

Continúa dejando en blanco el espacio correspondiente al verbo. Importa destacar que no lo llena con palabras inventadas ni con estructuras agramaticales, sino que su intuición la lleva a no escribir si no sabe cómo hacerlo gramaticalmente.

Sesión N° 183 (24/05/12) (9;9/1;5)
Su producción es espontánea, sin molestarse cuando la corrijo.

Leer y comprender con Logogenia

En seguida muestra no solo una excelente comprensión de un cuento leído anteriormente en un libro sino, además, la capacidad para jugar con el lenguaje transfiriendo cualidades de algunos personajes a otros, inclusive en situaciones absurdas.

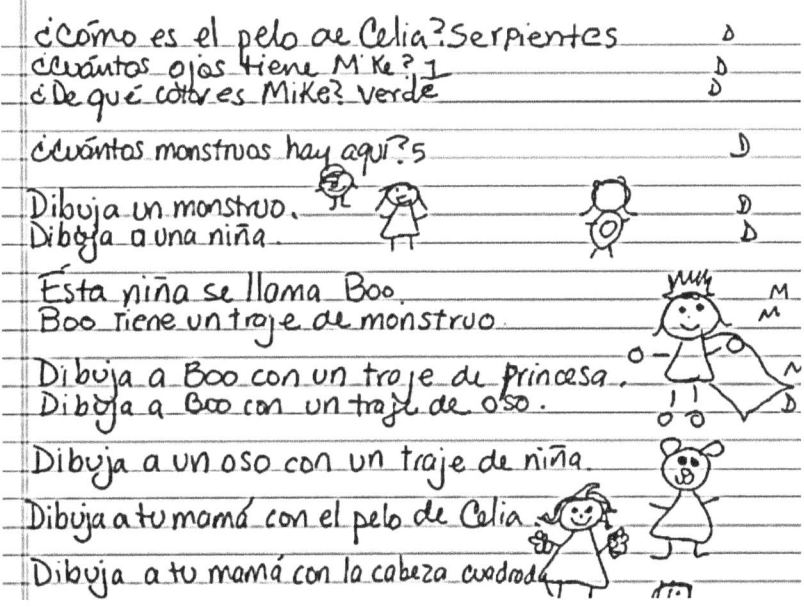

Sesión N° 187 (14/06/12) (9;10/1;6)

Ésta es otra sesión de manipulación lingüística. Daniela no comprende que algunas oraciones refieran a situaciones u objetos contrarios a la realidad que está observando. La niña está aprendiendo a usar las palabras y lo que cada una significa. Cuando le pedí que escribiera algo absurdo no le gustó, entendía lo que leía, pero no quería hacerlo, se resistía, pero al final pudo observar que se pueden escribir oraciones verdaderas o falsas. La niña, aunque no quería escribir lo que nosotros hemos clasificado como *mentiras*, se dio cuenta de que con el español puedes escribir cualquier cosa, por absurda que sea, y que no pasa nada. Son cosas que decimos, leemos o escribimos los que sabemos español. Forman parte de saber una lengua y la sabemos porque estamos dotados con esa facultad y porque la escuchamos cuando fuimos niños. Al final Daniela se anima a escribir *Tengo tres orejas* y *Tengo tres labios*, luego de que fuera necesario que dividiera la hoja en dos columnas y de que nombrara a cada una con las palabras *verdad* y *mentira*, en oposición, y, además, de que marcara con rojo sus errores.

*[Imagen de notas manuscritas fechadas 14 Junio 2012, mostrando ejercicios de escritura con frases en columnas de "Verdad" y "Mentira".]*

Sesión N° 191 (9/07/12) (9;11/1;7)

Al estar escribiendo acerca de sucesos en una lámina le pregunté acerca de lo que un señor tenía en su mano y ella respondió *flores*; a continuación, le puse un guion para que completara con un artículo y escribió *las*, entonces le pregunté que si eran todas las flores y Daniela inmediatamente escribió *unas*. Pareciera estar comenzando a entender el uso de los artículos definidos e indefinidos. A esta altura del proceso, Daniela no está descifrando lo que lee, ya lo entiende porque lo sabe. Con el lenguaje está accediendo "a una concepción del mundo a la que el hombre sólo puede llegar en la medida en que va llevando su pensamiento hacia una mayor claridad y determinación, lo que es fruto de pensar en comunidad con los demás [Humboldt 1990 (1836): 32]", pues con el simple hecho de preguntarle que si se refería a todas las flores, ella inmediatamente reaccionó y supo a qué me refería y escribió *unas*.

¿Qué hay en la mano del señor con saco amarillo?
las flores    ¿todas las flores?
unas

En la misma sesión se observan algunos avances en su producción escrita.

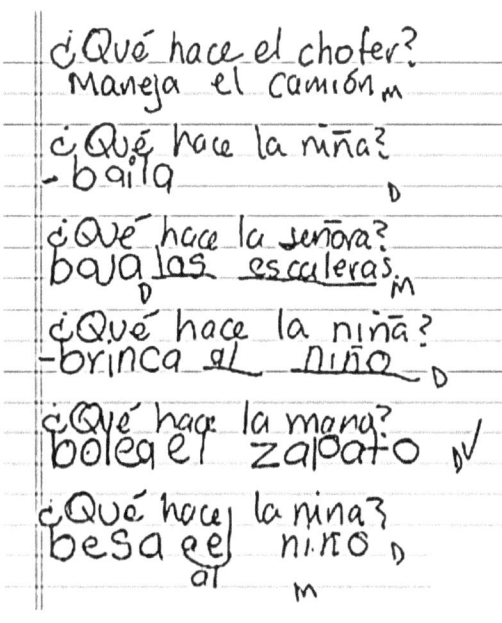

Maricela Velazco Martínez

## EVALUACIÓN FINAL DEL PROCESO DE DESARROLLO LINGÜÍSTICO POR DANIELA

Al finalizar las sesiones, luego de dos años de trabajo con la niña (10;0/2;0), diseñé una nueva prueba que pudiera dar cuenta de lo que sucedía en el proceso. El español que Daniela sabe hasta este momento no puede comunicarlo aún. Humboldt [1990 (1836): 79] señala que "lo escuchado hace algo más que comunicarse: actúa de acicate para que el alma comprenda con más facilidad lo que nunca antes había oído; vuelve claro lo que tal vez se oyó hace tiempo, pero no se comprendió entonces del todo o en absoluto [...]. El progreso en el aprendizaje de la lengua no es regular como ocurre cuando se aprenden vocablos extranjeros, donde la asimilación depende simplemente de la agilización de la memoria por la práctica; aquí la progresión es geométrica ya que el incremento de la fuerza y la apropiación de la materia son procesos que se apoyan y multiplican recíprocamente" (ibíd.: 80). Del mismo modo, el autor refiere que "Una lengua nace al modo como en la naturaleza física una porción de materia cristaliza junto a otra ya cristalizada. La formación es paulatina" (ibíd.: 212) y en este momento Daniela no escribe a menos que lo necesite o se lo pida, lo cual hace con dos o tres palabras. Es por eso que decidí elaborar esta prueba; la premisa fue evaluar la comprensión de oraciones con distinta complejidad sintáctica mediante la lectura. Si bien durante el período de aplicación de la terapia seguí el proceso de producción lingüística de la niña, no consideré conveniente evaluar dicho desarrollo en esta instancia porque sus primeras oraciones gramaticales son incipientes. Sí puedo constatar que ya no escribe palabras inventadas por ella y posee un mayor repertorio de palabras conocidas, pero su diccionario mental aún no es suficiente para poder expresar sus pensamientos.

Para medir su capacidad lectora elaboré una prueba consistente en 44 órdenes escritas en pares mínimos para ser reconocidas en una tabla de dieciocho figuras realizadas en tres colores diferentes y pertenecientes a tres objetos de dos tamaños distintos. Los colores y las imágenes escogidas no presentan dificultad de identificación pues corresponden a nombres conocidos por los niños que comienzan a alfabetizarse. Las palabras e imágenes utilizadas en la evaluación –que les mostré a varios niños antes de comenzar la evaluación para comprobar que comprenden el vocabulario– fueron: estímulos oracionales que partieron de órdenes simples como *Toca un sol* que paulatinamente se hicieron más complejas,

hasta solicitar órdenes con estructuras más complejas como *Toca el ojo rojo grande y la puerta de la casa amarilla pequeña y táchalos.*
Previa aplicación de la prueba a Daniela probé su eficacia en niños y adolescentes sordos de diferentes edades y también en oyentes de dos y tres años de edad.
En el caso de las personas sordas evaluadas, respondieron positivamente aquellas que tuvieron un proceso de logogenia, mientras que los niños y adolescentes que nunca tuvieron logogenia no respondieron a los estímulos.

También apliqué la prueba a niños oyentes muy pequeños, de dos y tres años de edad, pero en forma oral y los resultados fueron similares a los respondidos por Daniela o alguno de los niños logogenizados.

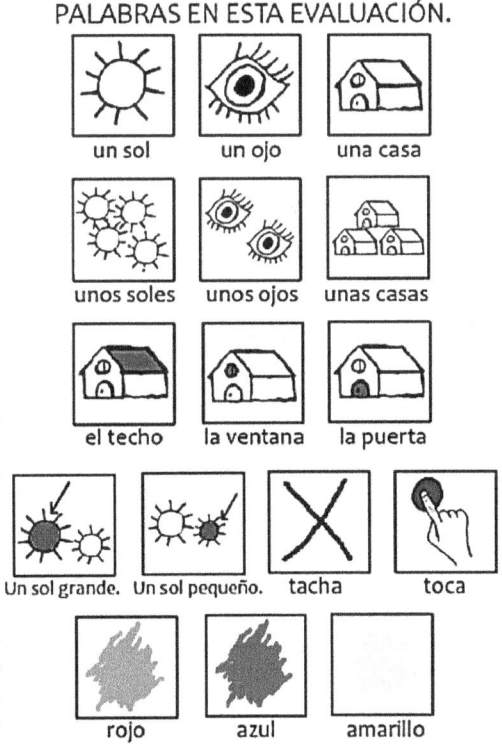

## APLICACIÓN DE LA PRUEBA

Le entregué a Daniela el siguiente cuadro:

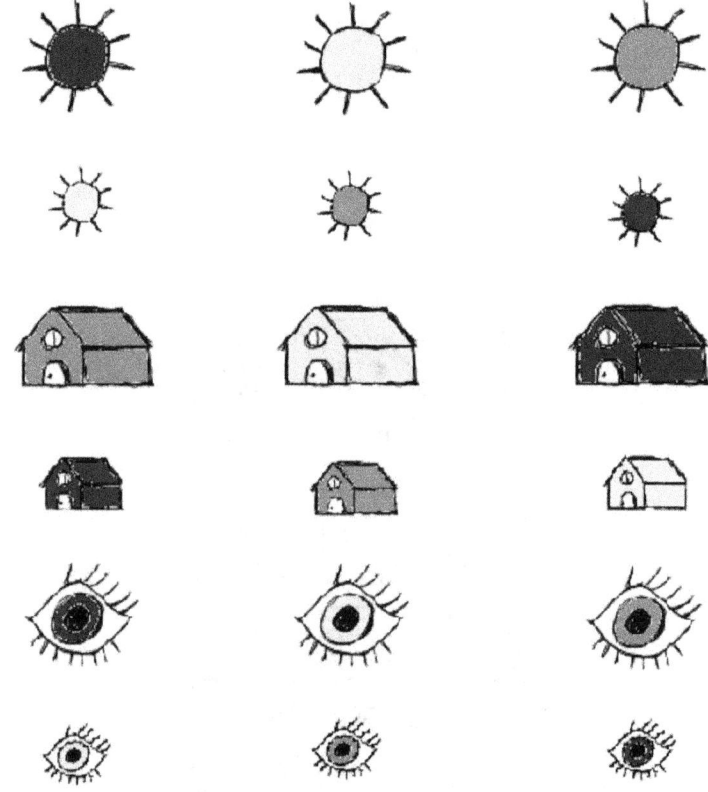

La niña debía leer cada una de las oraciones que muestro a continuación y ejecutar las órdenes tocando o tachando los objetos referidos en los estímulos. De las 44 órdenes respondió correctamente a 36 estímulos de manera autónoma y rápida.

## Leer y comprender con Logogenia

A continuación, muestro las 44 oraciones de esta prueba:

1 | Toca un sol.
2 | Toca un ojo.
3 | Toca una casa.
4 | Toca una casa roja.
5 | Toca una azul.
6 | Toca un ojo amarillo.
7 | Toca uno rojo.
8 | Toca las casas.
9 | Toca las casas pequeñas.
10 | Toca los soles amarillos.
11 | Toca los soles grandes.
12 | Toca el ojo azul grande.
13 | Toca el amarillo.
14 | Toca la casa amarilla pequeña.
15 | Toca otra casa amarilla.
16 | Toca otra grande.
17 | Toca un sol rojo y una casa azul.
18 | Toca un sol amarillo y un ojo azul.
19 | Toca un sol grande y uno azul.
20 | Toca un sol grande y azul.
21 | Toca una casa grande y las pequeñas.
22 | Toca las casas grandes y una pequeña.
23 | Toca unos soles y los ojos.
24 | Toca los soles y unos ojos.
25 | Toca el ojo rojo grande y el sol azul pequeño.
26 | Toca los ojos rojos y los soles azules.
27 | Toca los ojos amarillos o las casas azules.
28 | Toca los ojos o las casas.
29 | Tacha un ojo azul con un lápiz.
30 | Tacha un ojo con un lápiz azul.
31 | Tacha un sol grande y el ojo rojo pequeño.
32 | Tacha un sol grande o el ojo rojo pequeño.

| | |
|---|---|
| 33 | Tacha una casa grande y las azules. |
| 34 | Toca unas casas grandes y las azules. |
| 35 | Tacha el techo de la casa amarilla grande. |
| 36 | Tacha el techo y la casa amarilla grande. |
| 37 | Tacha el techo de unas casas pequeñas y la puerta de las rojas. |
| 38 | Tacha el techo de una casa pequeña y la puerta de una roja. |
| 39 | Tacha la ventana de las casas y toca los soles azules. |
| 40 | Toca la ventana de las casas y tacha los soles azules. |
| 41 | Tacha los soles rojos y la puerta de una casa grande. |
| 42 | Tacha un sol rojo y las puertas de las casas grandes. |
| 43 | Toca el ojo rojo grande y la puerta de la casa amarilla pequeña y táchala. |
| 44 | Toca el ojo rojo grande y la puerta de la casa amarilla pequeña y táchalos. |

Hasta aquí registro el proceso de logogenización con Daniela, aunque el trabajo con la niña continúe hasta lograr una total autonomía en la lectura y la escritura. Ahora Daniela comprende algunas oraciones y párrafos con vocabulario sencillo, empieza a escribir sus primeras palabras y se divierte y aprende con la lectura.

Leer y comprender con Logogenia

## CONCLUSIONES

Luego de dos años de trabajo sistemático y continuo con la niña del caso elegido para esta investigación, me atrevo a mostrar algunos resultados que, según mi criterio, pueden ser un importante aporte para los lingüistas que trabajan la adquisición de la lengua, para quienes trabajan con el método logogenia en diferentes lugares del mundo o para los que investigan los efectos de su aplicación en niños y jóvenes sordos.

En la bibliografía consultada pude observar que la afirmación de investigadores como Lenneberg, Chomsky, Humboldt o Pinker sobre la edad de adquisición del lenguaje en los niños –aproximadamente durante el segundo año de vida– resulta un dato interesante en lo que respecta al caso investigado. En efecto, Daniela ha iniciado su proceso de adquisición lingüística –entendida ésta en el marco de las teorías biológicas o generativas sobre el lenguaje– semejante al proceso de los niños oyentes durante los dos primeros años de vida. Ello implica considerar que, a partir de que la niña entró en contacto con una lengua natural –el español– por medio de la logogenia, atraviesa, a sus ocho años de edad, por las mismas etapas de desarrollo lingüístico, en aproximadamente el mismo periodo de tiempo que los niños con audición normal. Es por esto que sugiero que los dos primeros años de estar en contacto con una lengua natural permiten al cerebro humano *procesar los mecanismos combinatorios de la lengua* que luego será utilizada como instrumento de expresión. Luego de dicha etapa es cuando la persona comienza a expresar su pensamiento con sus propias palabras –habladas, escritas o signadas– tenga la edad que tenga –sin salir, no obstante, del periodo crítico que señala Lenneberg–.

## Maricela Velazco Martínez

En septiembre de 2010 comencé la investigación con el objetivo de que Daniela desarrollara la facultad lingüística en su mente de la manera más cercana posible al normal desarrollo de una lengua oral con el método de logogenia, para comprender en profundidad el proceso de adquisición del español escrito en un niño sordo prelingüístico utilizando este método. Al comienzo de la investigación le apliqué pruebas –como se aprecia en la página 38 de este libro– que mostraron una total ausencia de conocimiento de español oral o escrito. Luego, durante el proceso de adquisición, la niña comenzó no solamente a aprender nuevo vocabulario, sino que además adquirió reglas para combinar de manera gramatical el vocabulario adquirido. Al finalizar este trabajo Daniela comprende más de lo que produce, proceso que ocurre por igual en los niños oyentes (Hawayek *apud* Pool, 1997: 211). El estímulo recibido durante estos dos años de trabajo –y considerando que la niña no recibe otro estímulo lingüísticamente estructurado por vía oral– no es suficiente para que produzca frases u oraciones gramaticales de más de tres palabras; sin embargo, sí puedo afirmar que gracias al contacto que ha tenido con el español mediante la logogenia, Daniela no solo ha manifestado capacidad para darse cuenta de que sus propias producciones pueden ser gramaticales o agramaticales, es decir, ahora puede descartar algunas opciones que no pueden ser palabras o construcciones simples del español. Además, posee capacidad para comprender oraciones complejas nunca antes empleadas en las sesiones y escribe sus primeras expresiones.

Durante el tiempo que trabajé con el método –de septiembre de 2010 a octubre de 2012– pude observar que, cuando comenzamos, Daniela identificaba por escrito 53 palabras –todas ellas sustantivos– y podía escribir correctamente 23; las demás palabras que escribía las inventaba y consistían en una sucesión de letras que no significaban nada. Posteriormente, comenzó a describir con una sola palabra cada uno de sus dibujos y luego encadenó dos palabras y empezó a utilizar la construcción *artículo definido+ sustantivo* (Hawayek 1997), aunque todavía de manera agramatical. Aproximadamente a las 40 horas de trabajo con logogenia la niña comenzó a utilizar en forma gramatical dichas construcciones; no obstante, aún persiste la agramaticalidad en el uso espontáneo de construcciones con *nombre+ adjetivo*, a pesar de que al terminar su escritura las corrige. También en esa etapa la niña comienza un proceso creativo del lenguaje ya que no busca imitar lo que vio anteriormente, sino que produce nuevas frases.

## Leer y comprender con Logogenia

Otro dato interesante a destacar de su proceso fue que en sus primeras producciones escritas –de más de dos palabras– escribía la preposición *de* en lugar de la palabra que no conocía –que por lo general correspondía a una preposición o un verbo– y tiempo después dejó de hacerlo para dejar un espacio en blanco cuando desconocía la forma de escribir una palabra. Ella sabe que en ese espacio va una palabra, pero su diccionario mental aún no es suficiente y por eso deja ese espacio en blanco.

En lo que respecta al uso de conjunciones, la niña reconoce actualmente el uso gramatical de *y/o*. Daniela puede incluir la conjunción copulativa *y* (Bowerman 1979, Gili Gaya 1972, Barriga 1990) al escribir, y de manera simultánea puede utilizar la coma (,) cuando quiere enumerar sustantivos. Si bien no se pudo registrar evidencia de uso espontáneo de la conjunción disyuntiva *o*, desde la octava sesión la reconoce al leerla, hecho que puede comprobarse mediante la ejecución correcta de órdenes que poseen dicha conjunción.

Desde un punto de vista semántico, pude observar que la niña establece algunas relaciones semánticas entre palabras –*arriba* por *brinca*; *círculo* por *pompón*; *libro* por *leen*– cuando expresa respuestas que no son las correctas pero que indican cierta actitud de búsqueda del significado, estableciendo sus respuestas en las semejanzas que distingue entre los objetos (Winner 1979 *apud* Barriga 2003). A partir del escaso vocabulario que posee, escribe las palabras que cree que son las adecuadas para expresarse.

Al comenzar la investigación la niña desconocía la acción de preguntar a través de la escritura, tampoco conocía el significado de los signos de interrogación; ahora responde a las preguntas que contienen *qué, dónde, quién, cuántos, cómo, cuándo* y *por qué,* en preguntas como: *¿dónde está?, ¿cómo se llama?, ¿qué es?,* y aun con preguntas como: *¿tienes sed?, ¿quieres agua?, ¿por qué lloras?*

Hacia la sesión número 200, Daniela entiende más palabras de las que escribe, conoce e identifica comprensivamente oraciones con vocabulario simple nunca antes vistas en las sesiones de trabajo. Un análisis sistemático de su producción me permitió registrar el uso comprensivo de más de 80 verbos –aunque en la producción son solo 20–, de acuerdo a lo expresado en la siguiente tabla:

| PRESENTE | | PRETÉRITO | IMPERATIVO |
|---|---|---|---|
| camina | juega | giraste | brinca |
| come | no sé | tocaste | dame |
| corre | puedo | | gira |
| corta | te quiero | | pon |
| es | tengo | | toca |
| está | tiene | | |
| hay | tienes | | |
| | ven (oral) | | |

Aunque sus primeras producciones con verbos son agramaticales –pues no escribe el verbo en concordancia con el sujeto– el verbo *tener* presenta un uso flexivo en 1°, 2° y 3° persona del singular.

Cuando comencé con la investigación, para indicar la categoría de número Daniela repetía el sustantivo de la oración y con ello indicaba el plural (Fernández 2008, Ferreiro 2004 y Croft 1990). Al finalizar el proceso dejó de realizar dicha práctica y ahora escribe correctamente la concordancia entre el artículo+ nombre+ adjetivo, no solo en frases simples sino también en oraciones.

Otro dato interesante que pude observar es que las producciones que realiza en la actualidad presentan de manera regular el orden sintáctico SVO, VS, VOS, VO, SV[17], correspondiente a la sintaxis del español. Resulta interesante destacar, además, que fue una categoría adquirida (Boysson 1999 y Golinkoff y Hirsh-Pasek 1991, 1995) en pocas sesiones de trabajo con logogenia.

Las primeras preposiciones que aparecen en sus producciones son: *en* y *con* –con sentido de lugar y compañía, respectivamente– y hasta finalizar la investigación no produce espontáneamente otra, aunque puede ejecutar correctamente órdenes escritas que poseen las preposiciones *a, bajo, con, de, en, para, por, sin, sobre*.

Daniela no tiene la retroalimentación de la lengua oral porque es sorda: la investigación ha podido mostrar que todo el español que ahora entiende lo adquirió a través de la lectura y la escritura. Pude comprobar, además,

---
[17] S= Sujeto, V= Verbo, O= Objeto.

## Leer y comprender con Logogenia

que ejecutó acciones que ponen en evidencia que puede descubrir significados que se encuentran en la sintaxis y reconocer posibilidades diferentes de interpretación en algunas estructuras ambiguas.

Actualmente se esfuerza por establecer una comunicación por escrito con las personas oyentes, pues manifiesta una actitud activa frente a sus compañeros de clase ya que los ayuda, así como lo hace con su hermano que también es sordo: les traduce de las señas al español cuando quieren decirle algo a su maestra o a su madre. La madre ha manifestado que cuando la niña requiere que le realicen alguna evaluación médica o terapéutica, los doctores se la realizan por escrito, pues de esa manera los comprende mejor.

Pude corroborar que ha progresado en su discurso oral, cuando se expresa oralmente en la escuela, en su casa o por teléfono con su padre, pues dice oraciones cortas y gramaticalmente correctas, aunque aún ininteligibles para los extraños desde el punto de vista de su articulación.

A partir de estas observaciones finales puedo decir que Daniela comienza a desarrollar la lengua en su mente. Que las etapas de su desarrollo lingüístico transcurren en el mismo orden que las de los niños oyentes y, aunque difiere en la edad de adquisición, la cronología se mantiene constante. La característica de su "habla escrita" es similar al habla oral de los niños de dos años de edad y su producción coincide en tiempo cronológico con ellos.

Estas 200 sesiones de trabajo le ayudan a que escriba sus primeras producciones y aunque aún no puedo hablar de que ya adquirió la lengua porque su escritura todavía muestra una morfología gramatical incipiente y escasa, puedo afirmar que el limitado recurso lingüístico con el que trabajamos con el método de logogenia es suficiente para que se desarrolle la lengua en su mente, que comience a generar lenguaje original y que lo pueda utilizar para expresar sus pensamientos y comprender, mediante la lectura, lo que queremos decirle. Es de esperarse que si continuamos con el método Daniela podrá concluir su desarrollo lingüístico como sus coetáneos oyentes y, a partir de que la niña sepa español, tan solo requerirá leer para estar a la par de ellos en conocimientos.

Con todo ello, la presente investigación busca contribuir con las personas interesadas en la adquisición del lenguaje y con los encargados de la educación de los niños sordos –padres de familia y educadores– para que conozcan la utilidad de la logogenia y la apliquen como método adicional a cualquier otro método con el que trabajen, para que consigan verlos prosperar culturalmente y platicar con cualquier persona que sepa español. Me gustaría contribuir, también, con mis compañeros logogenistas, con la esperanza de que esta investigación les sirva como apoyo para sus propias indagaciones y que juntos enriquezcamos la logogenia para poder ayudar a más niños sordos.

También quisiera crear conciencia entre los maestros de los niños sordos de la posibilidad de utilizar este método durante los primeros años escolares para que posteriormente los niños puedan ser independientes en la adquisición de su conocimiento, además de reivindicar sus derechos de saber la lengua natural de su comunidad.

Espero haber mostrado aquí suficientes testimonios acerca del proceso del desarrollo lingüístico a una edad distinta a la normal y con un método pionero: la logogenia.

# BIBLIOGRAFÍA

Barriga Villanueva, Rebeca 2003. *El habla infantil en cuatro dimensiones.* El Colegio de México. México

Beggiato, Cinzia. 2002. "Confronto fra la "Logogenia" e altri metodi per l'educazione linguistica dei bambini sordi". Tesis de Licenciatura. Università Ca'Foscari de Venezia. Italia.

Bickerton, Derek. 1994 (1990). *Lenguaje y especies.* Alianza. Madrid.

Boysson-Bardies, Benedicte de. 1999. *How language comes to children: from birth to two years.* MIT Press. Cambridge, Mass.

Capellazzo. 2004. "Lengua y cerebro. Investigaciones neurolingüísticas y enlaces con el ámbito de la adquisición del lenguaje". Tesis de Licenciatura. Università Ca'Foscari de Venezia. Italia.

Chomsky, Noam y Miller, George A. 1972 (1963). "El análisis formal de los lenguajes naturales". Ed, Alberto Corazón. Madrid. [Versión en español de: R.D. Luce, R.R. Bush, and E. Galanter (Eds.) *Handbook of mathematical psychology.* Volume II. New York: Wiley, 1963. pp. 269-321].

Chomsky, Noam. 1971 (1965). *Aspectos de la teoría de la sintaxis.* Aguilar. Madrid.

Chomsky, Noam. 1978 (1957). *Estructuras sintácticas.* Siglo XXI. México.

Chomsky, Noam. 2004 (2000). *La arquitectura del Lenguaje.* Kairós. Barcelona. [Versión en español de *The Architecture of Language.* Oxford University Press.]

Croft, William. 1990. *Typology and Universals.* Cambridge University Press. Republic of China

Estrada, Zarina y Ortiz, Rosa María 2002. Memorias del Sexto Encuentro Internacional de Lingüística en el Noroeste, División de Humanidades. Hermosillo-México. Universidad de Sonora. México.

Fernández Soneira, Ana Ma. 2008. *La cantidad a manos llenas. La expresión de la cuantificación en la lengua de signos española.* Fundación CNSE. Madrid. Documento electrónico disponible en: http://www.fundacioncnse.org/imagenes/Las%20portadas/pdf/Libro_de_Cuantificacion_de_LSE.pdf (Consultado el 22/03/14)

Ferreiro, Emilia y Gómez Palacio, Margarita. 1982. *Nuevas perspectivas sobre los procesos de lectura y escritura.* Siglo XXI. México

Ferreiro, Emilia. 2004 (1997). *Alfabetización. Teoría y práctica.* Siglo XXI. México

Fourcin, A.J. "Desarrollo lingüístico en ausencia de lenguaje expresivo" 537-542 en Lenneberg, Eric H., Lenneberg, Elizabeth y otros. 1982 (1975). *Fundamentos del desarrollo del lenguaje.* Alianza. Madrid.

Guzzo, Nicoletta. 2003. "El uso de la escritura como input lingüístico en la Logogenia". Tesis de Licenciatura. Universidad Ca'Foscari de Venezia. Italia.

Hawayek, Antoinette. 1997. "La adquisición de categorías funcionales" pp. 211-236 en Pool Westgaard, Marianna. 1997. *Estudios de lingüística formal.* El Colegio de México. México.

Herrera Ibáñez, Alejandro. 1990. "El innatismo de Leibniz". Instituto de Investigaciones Filosóficas. UNAM México. Documento electrónico disponible en: http://dianoia.filosoficas.unam.mx/info/1990/DIA90_Herrera.pdf (Consultado el 12 /11/12)

Humboldt, Wilhelm von. 1990 (1836). *Sobre la diversidad de la estructura del Lenguaje Humano y su influencia sobre el desarrollo espiritual de la humanidad.* Anthropos. España. Editorial del Hombre. [Versión en español de *Über die Verse hiedenhéit des menschlichen Sprachbaues una ihren Einfluss auf die geistige Entwickelung des Menachengeschlechts.* Berlin.]

Jackson-Maldonado, Donna; Thal, Donna y Muzinek, Karen. 1997 "Gestos, comprensión y producción de palabras. Predictores del desarrollo lingüístico". Número conmemorativo de la Nueva Revista de Filología Hispánica, El Colegio de México. 307-325. Documento electrónico disponible en: http://donnajackson.weebly.com/uploads/2/7/7/5/2775743/gestoscolmex.pdf (Consultado el 15 /03/14)

Larios, Antolín. 2009. "El paradigma pedagógico constructivista en el Posgrado en Ciencias de la Salud Pública". Hekademus. Revista Científica de la FIEE. ISSN-2027-1824. Volumen 02 número 06. pp. 20-25. Documento electrónico disponible en: http://www.hekademus.calidadpp.com/numeros/06/06.pdf (consultado el 7/11/12)

Lenneberg, Eric H. 1985 (1967). *Fundamentos biológicos del lenguaje.* Alianza. Madrid.

Lenneberg, Eric H. y Lenneberg, Elizabeth y otros. 1982 (1975). *Fundamentos del desarrollo del lenguaje.* Alianza. Madrid.

Lorenzo González, Guillermo. 2001. *Comprender a Chomsky. Introducción y comentarios a la filosofía chomskiana sobre el lenguaje y la mente.* A. Machado. Madrid.

Marchesi, Álvaro. 2003. *El desarrollo cognitivo y lingüístico de los sordos.* Alianza Madrid.

Mehler, Jacques; Dupoux, Emmanuel. 1992. *Nacer sabiendo: Introducción al desarrollo cognitivo del hombre.* Alianza. Madrid.

Mendoza Sansalvador, María de Los Ángeles. 2003. "La Logogenia en el Departamento de Educación Especial del Estado de México". Ponencia presentada en el I Congreso Internacional de Logogenia. México.

Mendoza Sansalvador, María de los Ángeles. 2005. "Logogenia: La adquisición del español en niños con discapacidad auditiva". Tesis de Maestría. UNAM. México.

Monfort, Marc y Juárez, Adoración. 2002. *Syntax. Un soporte para la comunicación referencial y la construcción de predicados.* Entha. Madrid, España.

Mora-Bustos 2003. "La organización sintáctica de la descripción en etapas preescolares y escolares". en Barriga Villanueva, Rebeca 2003. *El habla infantil en cuatro dimensiones.* El Colegio de México. México)

Morales Lara, Saúl. 2006. *Las frases numerales mesoamericanas. Morfología y sintaxis.* INAH. México.

Moreno Cabrera, Juan Carlos. 1995. *La lingüística teórico-tipológica.* Gredos. Madrid.

Musola, D. 2000. "La Logogenia, Viaggio al centro della lingua: la nacita della lingua nei sordi. Tesis de Licenciatura. Departamento di Italianistica, Facoltá di Lettere e Filosofia, Universitá degli Studi di Venecia. Italia.

Pérez, Ma. Eugenia. 2012. "Ambigüedad sintáctica". Ponencia presentada en el II Simposio de logogenia. Mendoza, Argentina.

Piaget, Jean. 1985. *Seis estudios de psicología.* Origen/Planeta. México.

Pool Westgaard, Marianna. 1997. *Estudios de lingüística formal.* El Colegio de México. México

Pool Westgaard, Marianna. 2006. "La logogenia tempranera. ¿Cómo y por qué?" Ponencia presentada en el I Congreso Internacional de Logogenia Museo Nacional de Antropología. México

Radelli, Bruna. 1993. "Buscando configuraciones sintácticas y sus significados: pistas para neurólogos" en: *Homenaje a Leonardo Manrique.* Colección Científica. INAH. México. pp. 125- 134

Radelli, Bruna. 1996. "la Logogenia" Conferencia dictada en el Instituto Nacional de la Comunicación Humana. México.

Radelli, Bruna. 1998. *Nicola Vuole le virgole. Intrduzione alla logogenia.* Decibel-Zanichelli. 262 p. Italia.

Radelli, Bruna. 1999. "La Logogenia en el desarrollo de los sordos". en Memorias del XV Congreso FEPAL. *Elección de métodos y sistemas en la educación del sordo y patologías del lenguaje ante el siglo XXI.* Coruña, 1999. Facultad de Ciencias de la Educación de la Universidad de A. Coruña, España.

Radelli, Bruna. 2000. "Una nueva aplicación de la lingüística: la Logogenia" en *Memorias del Sexto Encuentro Internacional de Lingüística en el Noroeste*, División de Humanidades. Hermosillo-México. Universidad de Sonora. México. pp. 189-213

Rodríguez, Oralia y colaboradores. 2006. *Para hablar español. Estrategias lúdicas para facilitar la adquisición del español a niños con dificultades auditivas.* COLMEX. México.

Salas, Patricia. 2006a. "Oyendo con los ojos: la lectura en las personas sordas". Ponencia presentada en el 9º congreso Internacional de Promoción de la lectura y el Libro. Fundación el Libro. Buenos Aires

Salas, Patricia. 2009. *Narrativa, Lenguaje y Discapacidad auditiva.* EUNSa. Argentina

Saussure, Ferdinand. 2003 (1916). *Curso de lingüística general.* Losada. Argentina.

Sinclair, H. 1982 "El papel de las estructuras cognitivas en la adquisición del lenguaje" en Lenneberg, Eric H. y Lenneberg, Elizabeth y otros (1975) 1982. *Fundamentos del desarrollo del lenguaje.* Alianza. Madrid.

Stockseth, Danzak, Robin. 2002. "Comprensión de la sintaxis española por lectores sordos chilenos". *Revista Signos.* 2002, vol.35, n.51-52, pp. 271-290. Documento electrónico disponible en: http://www.scielo.cl/scielo.php?script=sci_arttext&pid=S0718-09342002005100017&lng=es&nrm=iso>. ISSN 0718-0934. doi: 10.4067/S0718-09342002005100017. (Consultado el 28/11/12)

Tecumseh, Fitch, W., Hauser, Marc D, y Chomsky, Noam. 2005. "The evolution of the language faculty: clarifications and implications".

*Cognition* 97(2): 179-210. En Salas, Patricia. 2009. *Narrativa, Lenguaje y Discapacidad auditiva.* EUNSa. Argentina.

Torres Monreal, Santiago y otros. 1999. *Deficiencia Auditiva. Guía para profesionales y padres.* Aljibe. Málaga.

Vygotsky, L. V. 1995 (1964). *Pensamiento y lenguaje.* Paidós. Barcelona

## LOS ANEXOS

Prueba de comprensión y producción.

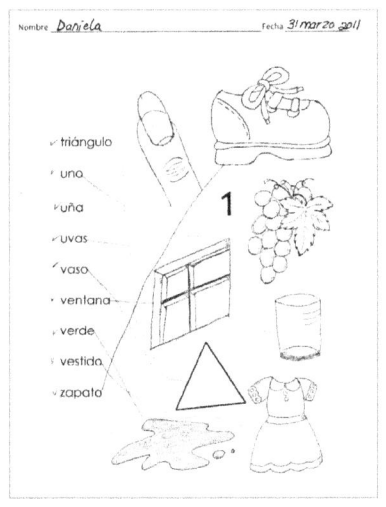
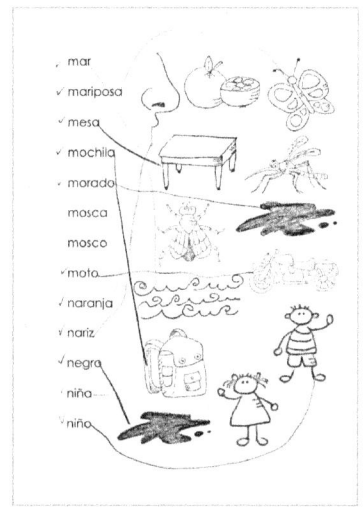
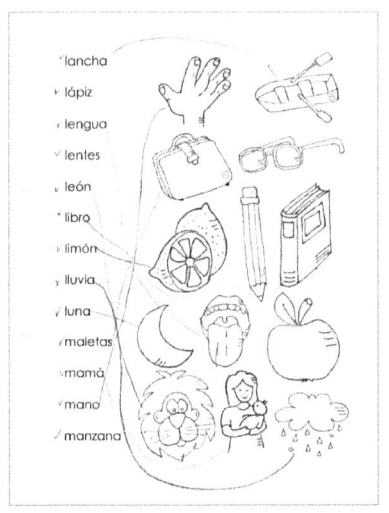
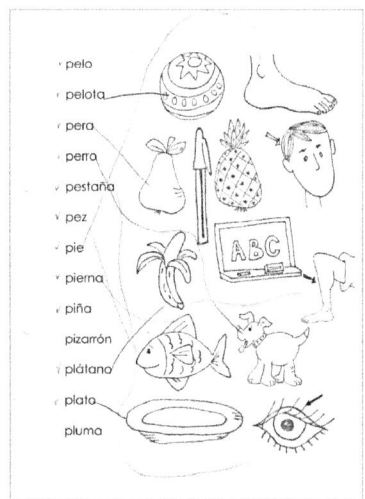

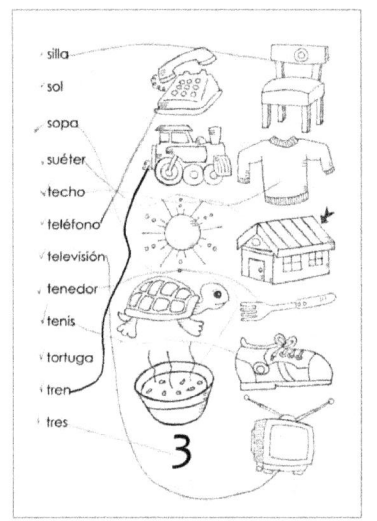
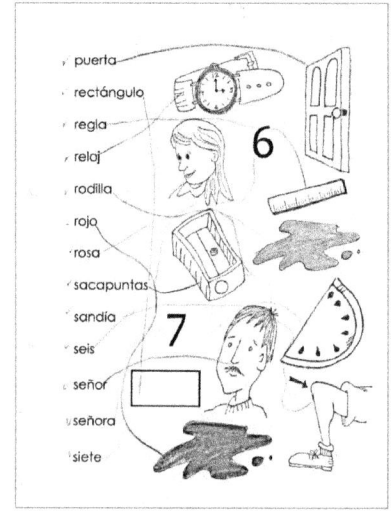
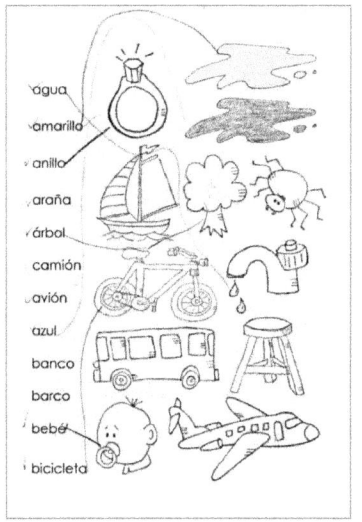
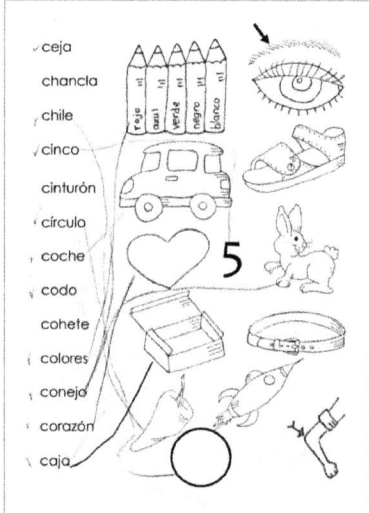

## Leer y comprender con Logogenia

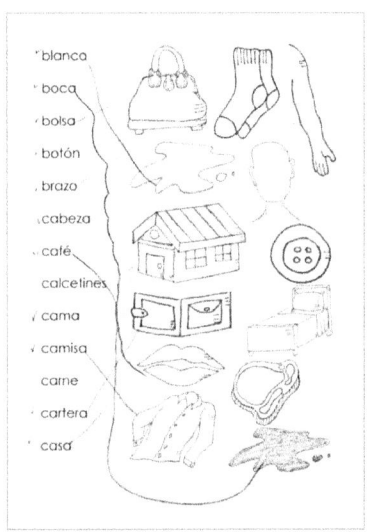

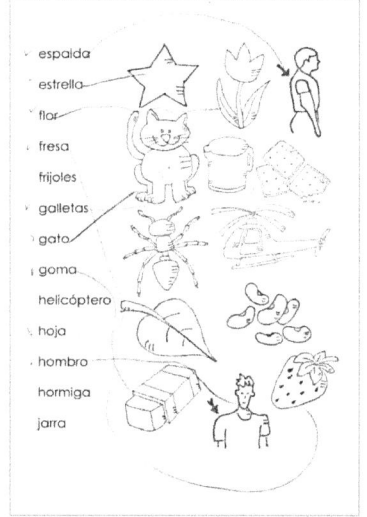

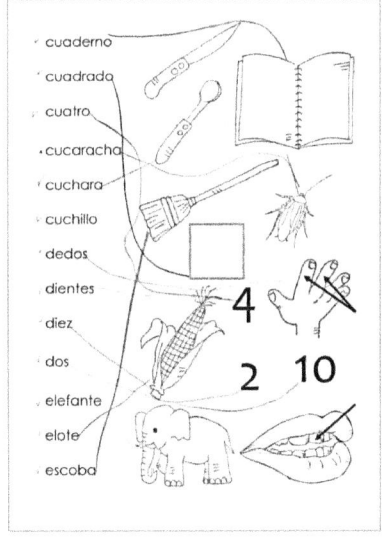

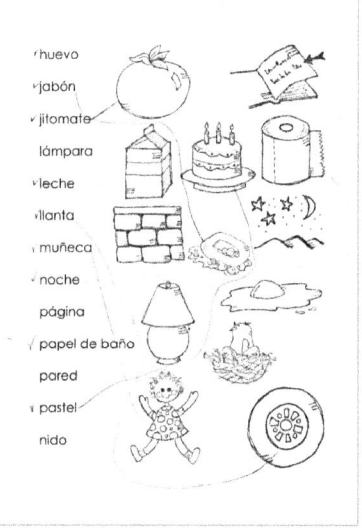

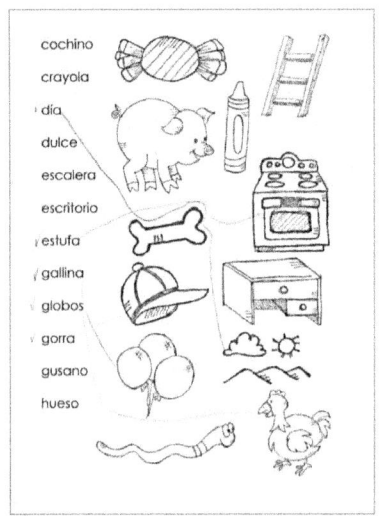
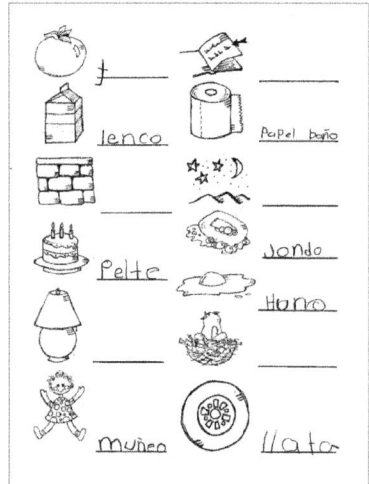
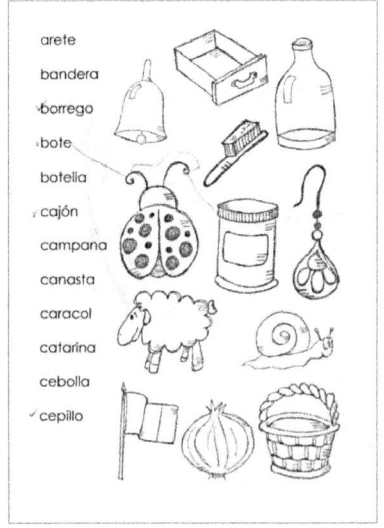
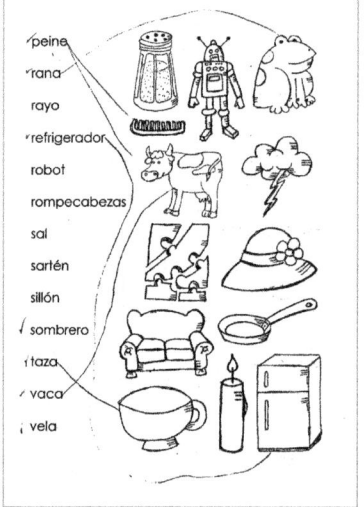

## Leer y comprender con Logogenia

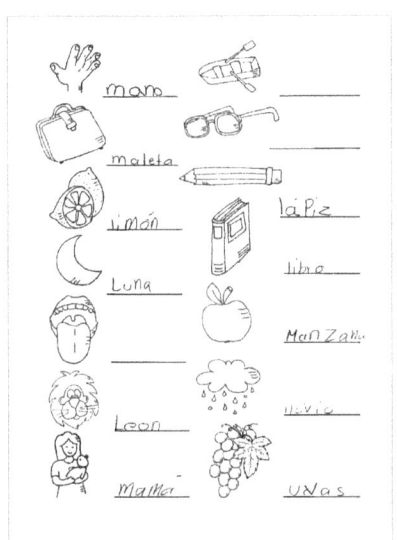
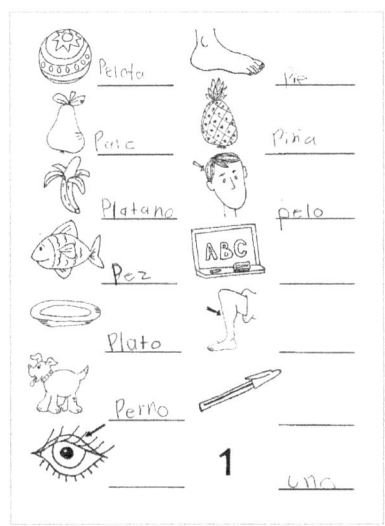
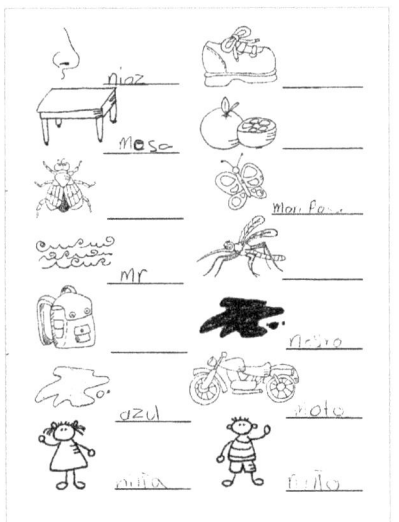
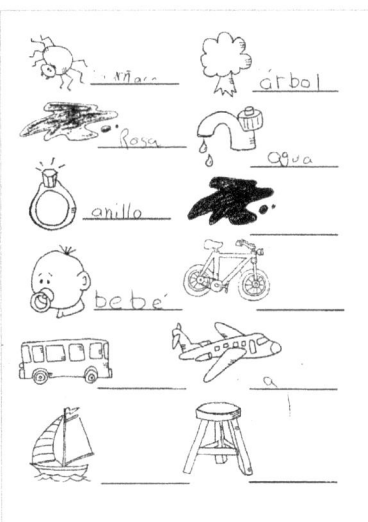

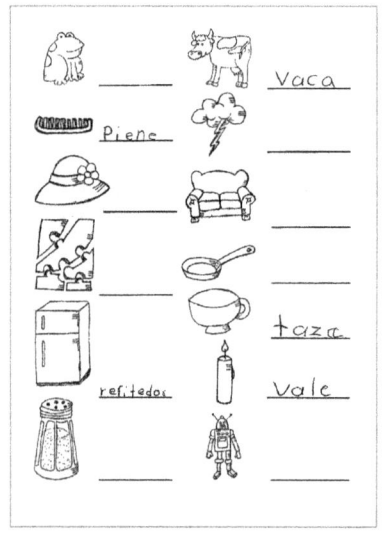
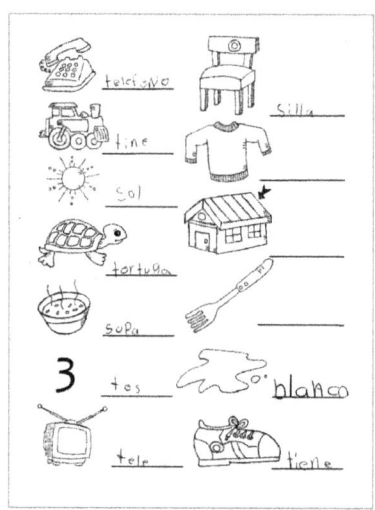
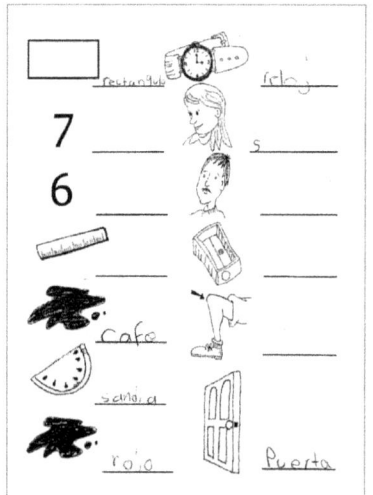
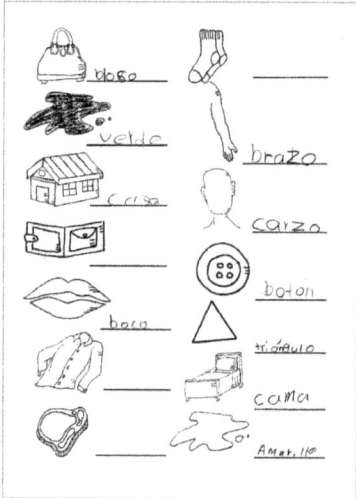

## Leer y comprender con Logogenia

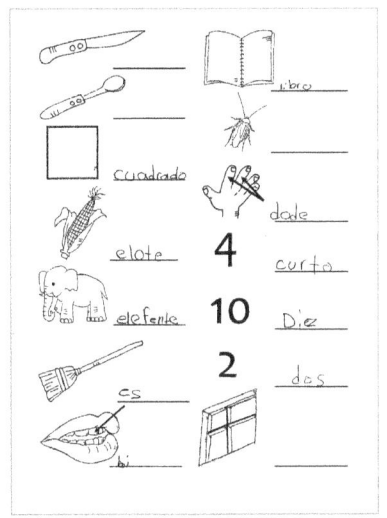

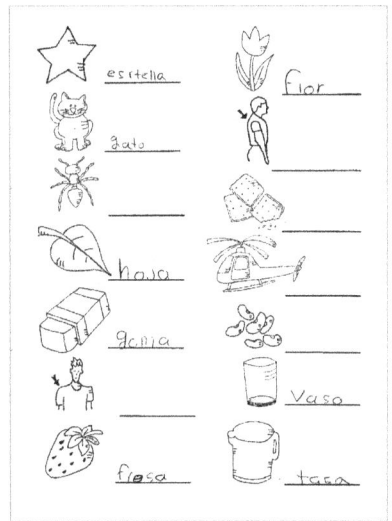

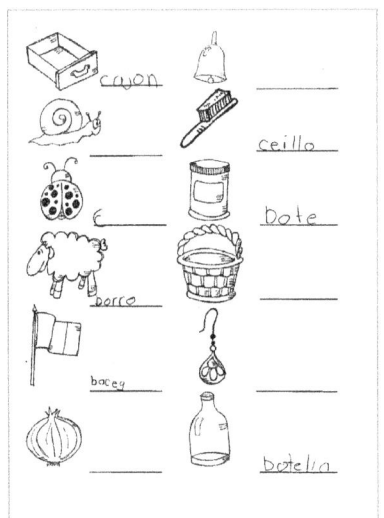

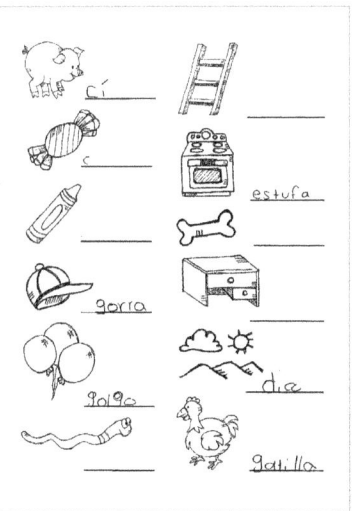

**Accede al material anexo de forma gratuita en:**
https://bibliotecadigital.editorialbrujas.com.ar/library/filter?libros-gratis=Obras

Reimpreso por Editorial Brujas • marzo de 2021 • Córdoba–Argentina

www.ingramcontent.com/pod-product-compliance
Lightning Source LLC
Chambersburg PA
CBHW060422220526
45465CB00008B/2980